U0270083

PARTIAL KNEE ARTHROPLASTY

部分膝关节置换术

主　编　周一新　郭万首

副主编　黄　野　张启栋

编　者（按姓氏拼音排序）

陈继营　程立明　付　君　顾建明　郭万首
郭盛杰　黄德勇　黄　野　蒋　毅　李　想
刘朝晖　刘　庆　柳　剑　邵宏翊　唐杞衡
王兴山　吴　坚　杨德金　张启栋　周一新

人民卫生出版社

图书在版编目（CIP）数据

部分膝关节置换术/周一新,郭万首主编.—北京:人民卫生出
版社,2018

ISBN 978-7-117-26091-6

Ⅰ.①部… Ⅱ.①周…②郭… Ⅲ.①人工关节-膝关节-移
植术(医学) Ⅳ.①R687.4

中国版本图书馆 CIP 数据核字(2018)第 027578 号

人卫智网	www.ipmph.com	医学教育、学术、考试、健康, 购书智慧智能综合服务平台
人卫官网	www.pmph.com	人卫官方资讯发布平台

部分膝关节置换术

主　　编:周一新　郭万首

出版发行:人民卫生出版社 (中继线 010-59780011)

地　　址:北京市朝阳区潘家园南里 19 号

邮　　编:100021

E - mail:pmph @ pmph.com

购书热线:010-59787592　010-59787584　010-65264830

印　　刷:北京顶佳世纪印刷有限公司

经　　销:新华书店

开　　本:787×1092　1/16　印张:11

字　　数:203 千字

版　　次:2018 年 4 月第 1 版　2019 年 6 月第 1 版第 2 次印刷

标准书号:ISBN 978-7-117-26091-6/R·26092

定　　价:99.00 元

打击盗版举报电话:010-59787491　E-mail:WQ @ pmph.com

(凡属印装质量问题请与本社市场营销中心联系退换)

前 言

部分膝关节置换术在国内呈快速发展趋势。一方面，它填补了全膝关节置换术和非置换治疗之间的空白地带；另一方面，部分膝关节置换术可能带来新的并发症和问题。然而，目前尚无由国内大型关节中心编写的相关书籍来系统介绍这一类手术，同道们不由得时有抱憾。本书的编者们，是国内部分膝关节置换术的先锋，他们在内侧单髁、外侧单髁、髌股关节置换、双间室置换和单间室骨关节炎的非置换手术治疗等方面均积累了丰富的临床经验，对这一手术的优劣也有深入地理解和思考，愿与国内同道们分享，以期共同提高。

本书的宗旨在于：介绍和推广合理的适应证选择、规范的手术操作和更为优化的病人管理，促进和提高部分膝关节置换术的疗效、降低其并发症的发生率，从而最终让更多膝关节骨关节炎病人从中受益。

在编写本书时，我们尽力全面介绍部分膝关节置换术相关的基本理念、国际专家共识和最新研究成果，在保证内容的广度、深度和新颖程度的同时，尽量避免武断和偏见，力求给读者们呈现客观中立而且有理有据的内容。

在内容上，本书首先介绍膝关节部分置换术的历史、假体设计理念、适应证选择及其替代手术方案。随着单髁置换术的推广，严格把握单髁置换的适应证是保证广大病人疗效的关键。本书不仅介绍了单髁置换术的经典适应证，还就目前国际上争论的热点问题——单髁置换术中的髌股关节问题，分别提供了北京积水潭医院和中日友好医院的经验。因为单髁置换术的失败及很多并发症的出现与手术技术密切相关，所以规范实施这一手术也是保证其疗效的重要手段，因此，本书重点介绍了内侧单髁置换和外侧单髁置换的外科技术。在第六章和第七章中分别介绍髌股关节置换术和双间室置换术，这是大部分书籍中未涉及的内容，较为新颖。髌股关节置换术和双间室置换术的临床实践，在本书中将与广大读者分享其大量宝贵的经验。本书还介绍了单间室置换术后失败的评估和处理，以及单间室置换术的围术期管理。这些内容大部分来自于编者的临床经验和循证医学证据，可以为部分膝关节置换术"保驾护航"。在本书的最后一章，特意邀请了陈继营主任介绍国内机器人辅助下行单髁置换术的宝贵经验，与时俱进。

　　本书适用于矫形骨科或关节外科专科医生、综合骨科医生、骨科研究生、骨科进修医生等广大专业读者。

　　作者们希望本书能够给同道们以最大的启发和帮助。但由于经验、学识均有限，如果存在不足之处，恳请读者不吝批评指正。

周一新　郭万首

2018 年 1 月

目　录

第一章　部分膝关节置换的历史与展望 ································ 1

　　一、起源 ·· 1

　　二、发展 ·· 1

　　三、低潮 ·· 5

　　四、兴起 ·· 5

　　五、展望 ·· 8

第二章　单间室置换术的基本原理 ································ 10

　第一节　固定平台单髁的设计原理 ····························· 10

　第二节　活动平台单髁的设计原理 ····························· 13

　　一、概述 ·· 13

　　二、牛津单髁设计的改进历史 ······························ 14

　　三、活动平台单髁假体设计 ·································· 15

第三章　单髁置换术的适应证及病人选择 ················ 24

　第一节　单髁置换术的手术适应证和病人选择 ··········· 24

　第二节　单髁置换术中的髌股关节问题——来自中日友好医院的经验 ········· 32

　第三节　单髁置换术中的髌股关节问题——来自北京积水潭医院的经验 ········· 34

第四章　单间室关节炎的非置换治疗 ···················· 39

　第一节　胫骨高位截骨和膝关节单髁置换的适应证比较 ··········· 39

　第二节　膝关节周围截骨术的术前设计 ···················· 47

　　一、截骨术前设计的 X 线准备 ····························· 47

　　二、下肢畸形的力线分析 ···································· 50

　　三、膝关节周围截骨术需要考虑的几点问题 ·········· 56

四、膝关节周围截骨术前设计的具体步骤 ……………………………………… 61

五、结论 ……………………………………………………………………………… 66

第三节　胫骨高位截骨术的手术技术和围术期管理 ……………………………… 67

第四节　股骨内侧双平面闭合截骨治疗膝外翻 …………………………………… 73

第五章　单髁置换的外科技术 ……………………………………………………… 80

第一节　内侧单髁置换固定平台外科技术 ………………………………………… 80

第二节　内侧活动单髁置换外科技术 ……………………………………………… 87

第三节　外侧间室单髁置换 ………………………………………………………… 97

一、引言 ……………………………………………………………………………… 97

二、术前准备 ………………………………………………………………………… 98

三、手术器械与入路 ……………………………………………………………… 100

四、手术技术 ……………………………………………………………………… 101

五、特殊问题 ……………………………………………………………………… 103

六、术后处理 ……………………………………………………………………… 104

七、外侧 UKA 的结果 …………………………………………………………… 104

八、总结 …………………………………………………………………………… 104

第六章　髌股关节置换术 ………………………………………………………… 107

第一节　髌股关节置换术的适应证和疗效 ……………………………………… 107

一、髌股关节置换术适应证和禁忌证 …………………………………………… 108

二、髌股关节置换术的术前评估 ………………………………………………… 110

三、外科技术 ……………………………………………………………………… 113

四、术后管理 ……………………………………………………………………… 115

五、髌股关节置换术的临床结果 ………………………………………………… 115

六、总结及要点 …………………………………………………………………… 117

第二节　髌股关节置换术的外科技术 …………………………………………… 117

一、髌股关节置换术简介 ………………………………………………………… 117

二、髌股关节置换术的适应证及疗效 …………………………………………… 118

三、髌股关节置换术的外科技术 ………………………………………………… 120

四、术后康复 ……………………………………………………………………… 124

第七章　双间室置换术——内侧单髁及髌股关节置换术 ·················· 125

　一、手术适应证 ·· 125

　二、手术要点 ·· 126

　三、结果 ·· 127

第八章　单间室置换并发症的评估和处理 ····························· 129

　第一节　单髁关节置换的失败模式 ·································· 129

　　一、UKA 失败原因 ·· 129

　　二、UKA 并发症 ·· 133

　　三、结论 ·· 140

　第二节　失败单髁置换的翻修术 ···································· 141

　　一、术前评估 ·· 141

　　二、翻修技术 ·· 142

　　三、术后结果 ·· 144

　　四、总结 ·· 145

　第三节　单间室置换术后疼痛的评估 ································ 146

　　一、临床评价 ·· 146

　　二、术后疼痛的鉴别 ·· 147

　　三、总结 ·· 150

第九章　单间室置换术的围术期管理 ······························· 152

　一、围术期管理的快优康复理念 ···································· 152

　二、围术期管理的重要节点 ·· 152

　三、阻碍快优康复的主诉及处理 ···································· 156

　四、围术期流程管理及效率 ·· 157

　五、小结 ·· 157

第十章　机器人辅助单髁膝关节置换术 ····························· 159

　一、历史回顾和技术简介 ·· 159

　二、Mako 机器人辅助 UKA 手术操作 ································ 160

　三、疗效优势 ·· 162

四、潜在缺点 ··· 164

五、未来展望 ··· 165

六、结语 ··· 165

手术视频目录

视频 1　内侧固定平台单髁切口及入路 1 ··· 80

视频 2　内侧固定平台单髁切口及入路 2 ··· 80

视频 3　内侧固定平台单髁胫骨截骨 1 ·· 82

视频 4　内侧固定平台单髁胫骨截骨 2 ·· 82

视频 5　内侧固定平台单髁股骨远端截骨 1 ·· 83

视频 6　内侧固定平台单髁股骨远端截骨 2 ·· 83

视频 7　内侧固定平台单髁股骨斜面和后髁截骨 1 ······································· 84

视频 8　内侧固定平台单髁股骨斜面和后髁截骨 2 ······································· 84

视频 9　内侧固定平台单髁测屈曲间隙同伸直间隙 1 ···································· 85

视频 10　内侧固定平台单髁测屈曲间隙同伸直间隙 2 ·································· 85

视频 11　内侧固定平台单髁钻胫骨假体固定柱孔 1 ···································· 86

视频 12　内侧固定平台单髁钻胫骨假体固定柱孔 2 ···································· 86

视频 13　内侧活动平台单髁切口及入路 1 ·· 88

视频 14　内侧活动平台单髁切口及入路 2 ·· 88

视频 15　内侧活动平台单髁去除股骨内缘骨赘 1 ······································· 89

视频 16　内侧活动平台单髁去除股骨内缘骨赘 2 ······································· 89

视频 17　内侧活动平台单髁胫骨截骨 1 ··· 90

视频 18　内侧活动平台单髁胫骨截骨 2 ··· 90

视频 19　内侧活动平台单髁股骨钻孔 1 ··· 91

视频 20　内侧活动平台单髁股骨钻孔 2 ··· 91

视频 21　内侧活动平台单髁股骨后髁截骨 1 ··· 92

视频 22　内侧活动平台单髁股骨后髁截骨 2 ··· 92

视频 23　内侧活动平台单髁股骨首次研磨 1 ··· 93

视频 24　内侧活动平台单髁股骨首次研磨 2 ··· 93

视频 25　内侧活动平台单髁股骨二次研磨至屈伸平衡 1 ······························ 94

视频 26　内侧活动平台单髁股骨二次研磨至屈伸平衡 2 ······························ 94

视频 27　内侧活动平台单髁防撞击处理 1 ···································· 94

视频 28　内侧活动平台单髁防撞击处理 2 ···································· 94

视频 29　内侧活动平台单髁骨水泥型胫骨骨床准备 1 ······················ 95

视频 30　内侧活动平台单髁骨水泥型胫骨骨床准备 2 ······················ 95

网络增值服务

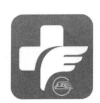

人卫临床助手

中国临床决策辅助系统

Chinese Clinical Decision Assistant System

扫描二维码，
免费下载

第一章
部分膝关节置换的历史与展望

膝关节单髁置换术（unicompartmental knee arthroplasty，UKA）从理念、假体结构、形态、材料及操作器械到对膝骨关节炎病理类型的认识、手术指征、疗效及 UKA 的普遍性方面，都发生了深刻的变化。目前，在人工膝关节置换术中，全膝关节成形术（total knee arthroplasty，TKA）仍然占据主导地位，但是，近几年来，UKA 已显示出比 TKA 快得多的发展速度。

一、起源

骨关节炎是中老年膝关节疼痛及功能障碍中最主要的原因，也是人工膝关节置换术的主要适应证。在人工关节置换术的早期，有两个手术成为日后经典 UKA 的雏形。一个是治疗膝关节双侧间室病变的膝关节双间室关节置换术，该手术应用的是两个非连接的单间室假体，其向两方面演变，一方面演变为日后经典的 TKA，另一方面演变为日后经典的 UKA。另一个是治疗膝关节单间室病变的单间室半关节置换术，该手术应用的是膝关节间隔器（interpositional devices，iPDs）。在人工膝关节成形术的初期，就已注意到膝关节骨关节炎通常局限于单间室。基于这一认识，Mckeever 设计了可放置在股胫间室的金属假体（即金属间隔器）治疗膝关节单间室病变。这一金属间隔器，一方面是日后经典 UKA 假体的前身，另一方面，发展为一类与全膝关节置换假体、单间室膝关节置换假体并行的治疗膝关节骨关节炎的半关节置换假体-新型膝关节间隔器。

二、发展

（一）部分膝关节置换实践的开拓者 Mckeever 和 MacIntosh
在 20 世纪 50 年代，Mckeever 提出了膝关节单间室关节的一侧置换（即半关节置换）的理论。紧接着，Mckeever 和 MacIntosh 介绍了一款仅进行单间室中胫骨平台表面置换的金属胫骨假体。Mckeever 和 MacIntosh 设计的该款假体提供了半关节置换术的知识和临床基础。

间隔器的概念有更长的历史，它的起源历史几乎有 150 年，首先由 Verneuil 提出，也就是在胫骨股骨间室放置间隔物，减少磨损防止粘连。经过许多年，尝试过使用不同材料，从 1918 年铬处理的猪膀胱到 1940 年的钴铬钼合金。1960 年 McKeever 设计了可放置在股胫间室的金属假体，它被固定于胫骨平台。MacIntosh 不久后改良了设计，20 世纪 50 ~ 60 年代，Mckeever 和 MacIntosh 将金属半关节置换引入骨科实践。两种假体固定的方式不同。McKeever 假体配有一个龙骨脊，插入到胫骨可用来提供机械固定。相比之下，MacIntosh 假体是平放在胫骨平台上，依靠侧副韧带的牵张来维持稳定，没有额外的固定。假体顶部具有圆形的边缘，下表面是具有多齿的平面以保证匹配和稳定。正如 MacIntosh 和 Hanter 所描述的，"半关节置换术是通过植入合适大小和厚度的胫骨平台假体重建磨损的关节，恢复膝的正常稳定性，缓解疼痛，改善功能和步态，并矫正内翻和外翻畸形。尽管站立时存在内外翻畸形，但侧副韧带通常保持其长度，通过放入足够厚度的假体，可以矫正畸形，保持稳定并撑开松弛的侧副韧带。"

以上两种假体早期的经验报告不乏令人满意的结果，但是一直伴随着高并发症率和难以接受的较差的关节功能。同时，由于 TKA 的效果越来越突出，做单间室关节置换术的越来越少，在一些国家几乎消失了。随着三间室人工关节置换术的推广，总体观点认为膝关节骨关节炎犹如髋关节，是全关节性疾病，因而需要全关节表面的置换。然而，Ahlback 在 20 世纪 60 年代所做的纵向研究揭示，单间室骨关节炎并不必然发展到膝关节的其余部分。20 世纪 70 年代及 80 年代所发表的大量的尸体研究发现，中老年普遍存在膝关节某些部位软骨缺损，这意味着软骨缺损并不必然影响膝关节的功能，挑战了当时认为是常识的"成功的关节成形术需要置换所有关节表面"的观点。

（二）桥接 UKA 雏形和现代 UKA 的探索者 Frank Gunston 和 Charnley

Frank Gunston 是一位来自加拿大的访问学者，到髋关节成形术先驱 Charnley 所在医院英国 Wrightington 医院学习髋关节成形术，却激起了探求解决膝关节相关问题的兴趣。在学习期间，受髋关节成形术中髋关节假体的启发，设计了一款超高分子量聚乙烯（ultra high molecular weight polyethylene，UHMWPE）膝关节双侧单间室假体。

Gunston 膝关节假体为内外侧分开的两部分，各由股骨侧的金属部件和胫骨侧的全厚层 UHMWPE 组成。股骨侧金属假体为多曲径凸面假体（图 1-0-1）。Charnley 并没有参与 Gunston 膝关节假体的设计工作，然而他自己另外设计了一款被称为 Load Angel Inlay 的膝关节假体。该款假体结构上与 Gunston 膝关节假体有一定的相似性，Load Angel Inlay 假体由凸面的 UHMWPE 股骨假体和平面的胫骨金属假体组成，在材料结构方面与 Gunston 膝关节假体恰恰相反。该两款膝关节假体在结构和形态上能够看到现代 UKA 的影子。但是，由于松动、变形和塑料假体的磨损，并没有得到推广应用。

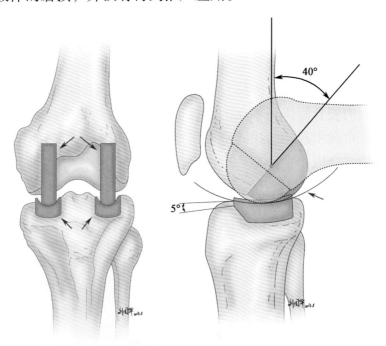

▶ 图 1-0-1　TKA 多中心设计，F. Gunston 1969

（三）现代 UKA 假体设计的开创者 St Georg 和 Marmor

St Georg 和 Marmor 是现代 UKA 假体最早的设计者。现代 UKA 假体与 1969 年设计的 St Georg 假体和 1972 年设计的 Marmor 假体结构和形态没有本质上的区别。该两款假体由多曲径的金属股骨髁假体与平面（或近似平面）的全厚层聚乙烯胫骨假体构成关节面。两部分假体均采用骨水泥固定。设计的理念是，尽可能恢复股骨髁多曲径的自然结构，以及通过应用非适配型胫骨平台假体避免对膝关节活动的限制。此后各种类型的 UKA 假体的设计大都遵循这些原则。

由于 Marmor 在 UKA 设计和手术技术方面的创新和贡献，他被认为是 UKA 的教父。在 20 世纪 70 年代初期，Marmor 设计了一款组配式膝关节假体"Marmor Modular Knee"。该假体接受了表面置换的概念。当初设计的是内外侧间室各用一副假体进行膝关节双侧间室置换。不过在此后的临床实际中，Marmor 只进行单侧间室的置换。

Marmor 假体为非限制性的，由全厚层嵌入式聚乙烯胫骨假体和单柱窄幅股骨假体组成。1976 年报告的随访研究显示，88% 的 Marmor 假体置换者获得了良好的功能和稳定的关节，86.6% 的达到了膝关节无痛的临床效果。不过，随后 Marmor 也注意到了 Marmor 假体需要改进的一些问题，如偏小胫骨假体的下沉问题，6mm 聚乙烯垫由于冷裂和形变所致的磨损和假体松动问题。因此，Marmor 随后提出了使用更厚的聚乙烯假体的建议。在 20 世纪 80 年代中期，为 Marmor 假体设计了金属座，以达到消除之前全厚层聚乙烯假体所存在的蠕变和冷裂问题。

虽然做了诸如上述的不少改进，但是 UKA 聚乙烯假体的磨损问题依然是个基本问题。球面的股骨假体与平面的胫骨假体所组成的关节接触面积很小，接触点压力很高，由此引起的磨损问题和形变问题不可避免。而使用适配度高接触面积大的假体又会因韧带的高约束性而带来新的问题。

（四）活动型衬垫-牛津膝的产生

1974 年，JWG 和 JJOC 两位设计者介绍了一款活动型衬垫的 UKA 假体，即第一代牛津膝（图 1-0-2），由三部分组成：球面股骨金属假体；平面胫骨侧金属座架；介乎前两者之间、安坐于金属座架之上的活动型聚乙烯衬垫。该活动型聚乙烯衬垫有两个不同形状的表面：与胫骨金属座架接触的平面下表面及与球面股骨假体成关节的凹形上表面。该活动型聚乙烯衬垫与上下两个界面都有良好的适配度，高适配度的假体关节有较大的接触面积，避免了先前的球面-平面的点接触所产生的高磨损问题，同时由于衬垫的可活动性，减少的高适配度下韧带的限制性。因而，活动型衬垫-牛津膝解决了 Marmor 膝中假体关节的适配度与限制性的矛盾问题。

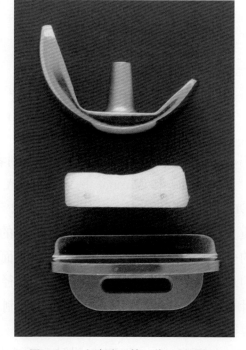

▶ 图 1-0-2　牛津膝（第一代）（1976）

三、低潮

虽然 UKA 也在不断地发展，但是，由于 TKA 的快速发展及其带来的高满意度的临床效果，设计者和生产商都将兴趣集中于改善 TKA 假体及其操作器械。

活动衬垫-牛津膝虽然改善了 Marmor 膝的磨损问题，但是，活动衬垫的脱位问题随之而来，且假体的松动是依然有待解决的问题。早期，虽然很少有关于 UKA 与 TKA 的临床效果及累积生存率的对比研究，但是根据注册中心的数据，UKA 的失败率比 TKA 要高得多，几乎到了不可接受的程度。据英国国家关节注册中心及威尔士关节注册中心数据，术后 8 年 UKA 的返修率较 TKA 高达 2.4 倍。在 20 世纪 70 年代和 80 年代，有两个重要的因素严重影响和阻碍了 UKA 的传播普及。因素之一是，有较多的 UKA 不得不翻修为 TKA。因素之二是，Marmor 与 Richards Manufacturing Co. 之间无休止的争执。

在 1970—1972 年，后来被誉为 UKA 之父的 Marmor，作为骨外科医生与 Richards 公司合作，开发了一款被称为 Marmor Modular Knee 的组配式人工膝关节假体。在 1973 年期间，由于工程师的错误，Richards 公司生产出来的终端中号金属假体在尺寸上比起初设计的大，因此，其尺寸要大于中号模板和中号假体试模的尺寸。因而，应用该模板和试模准备的骨面大小与植入的金属假体大小不符合，两者不能较好匹配。这个明显的失误及关于该问题的争执，因 Marmor 及 Richards 公司在 1975 年致骨科学会的公告信而变得公开化，Marmor 膝的许多用户担心"医疗纠纷"而放弃了该手术，以免法律问题的纠缠。该事件放慢了 UKA 的临床评估达 10 年之久。另外，与 Zimmer 公司的专利之争及与 Richards 公司的合约纠纷进一步消弭了该款人工膝关节假体早期成功的光芒，并严重阻碍了 UKA 在随后许多年里的传播。

在 20 世纪 80 年代末 90 年代初，人们对 UKA 的兴趣逐渐降低。彼时，对 UKA 手术指征的限制普遍非常严格，这也限制了 UKA 的开展。Insall 提供的数据认为只有 6% 的膝关节符合 UKA 的标准，因而人们更倾向于选择 TKA 手术。

四、兴起

尽管在 UKA 应用的早期存在诸多的问题及并不理想的临床效果，但是，UKA 的许多优点注定该有其应有的地位。UKA 置换术后关节功能比 TKA 置换术后更好，几乎接近正常，尤其是有上下楼梯活动的需求时，UKA 完整地保留的生物力学结构能更好地满足这一需求。

毕竟，手术的安全性是最基本的考虑。在减少死亡率和系统性疾病的罹患率方面，UKA 有很强的优势。在年龄匹配的有关 UKA 与 TKA 的大数据对比分析中，UKA 住院时间更短，1 年内再入院率更低，心肌梗死、中风、血栓栓塞及深部感染的发生率更低，约为 TKA 的一半。死亡率更低，在术后前 30 天死亡率为 TKA 的 1/4，甚至在术后 8 年，死亡率仍低 13%。即便考虑到更高的翻修率，UKA 也比 TKA 有更高的性价比。由 Willis-Owen 等进行的大宗病例研究显示，每膝 UKA 的费用较 TKA 节省约 1761 欧元。

UKA 的翻修较 TKA 更容易，只需要简单地转换成 TKA 手术即可。UKA 的结果要好于 TKA 的翻修，几乎与初次 TKA 相当，因此 UKA 的翻修门槛更低，稍有问题更容易寻求用 TKA 来解决，这也是 UKA 翻修率较高的原因之一。因而，UKA 的高翻修率可以理解为 UKA 更容易做，这可以从另一角度认为是 UKA 的优势。

UKA 病人的主观感受比 TKA 病人的更好。因为 UKA 保留了更正常的膝关节生物力学结构。在 UKA，胫骨的旋转和股骨的后滚更接近正常解剖，UKA 仅仅破坏了 1/3 的关节表面，更少破坏固有的自然结构，交叉韧带得以完整保留，相邻间室的半月板依然存在。

上述 UKA 的种种优势奠定了 UKA 必然兴起的基础，又恰逢微创外科成为潮流和外科的发展方向，以创口小、损伤轻为特点的 UKA 契合了这一外科发展的大趋势，满足人们追求微创手术的需求。并且，为了追求更好的微创手术效果，医生和工程师们热衷于 UKA 假体及其操作器械的改进。随着 UKA 产品的改善，UKA 的疗效也不断地得到改善，这使得 UKA 越来越受到青睐。近 10 几年来，UKA 得到了快速发展。

（一）牛津膝

在不断改进的 UKA 产品中，牛津膝（Oxford UKA）是比较有代表性的一种。自从 1974 年首代 OUKA 被首次介绍以来，OUKA 产品得到了持续的改进。目前，第三代 OUKA 产品被广泛应用。

1. 第一代牛津膝 于 1974 年开始被应用，其结构特点为球面金属股骨假体、平面金属胫骨假体和活动型聚乙烯衬垫。活动型衬垫下面为平面，上面为球凹面，在全程运动范围，与股骨和胫骨金属假体的上下两个界面完全匹配，既不约束膝关节的运动从而最小化假体松动的风险，界面的充分匹配又可最大化减少衬垫的磨损。这些特征直到现在都未改变（见图 1-0-2）。

2. 第二代牛津膝 在 1987 年首次被介绍应用于 UKA，其股骨假体有较大的改进。股骨假体的非关节面，其后部为平面，下部为球凹面，其相对应的骨床的准备由特制的骨磨挫与可调节的磨挫轴栓来完成（图 1-0-3、图 1-0-4）。

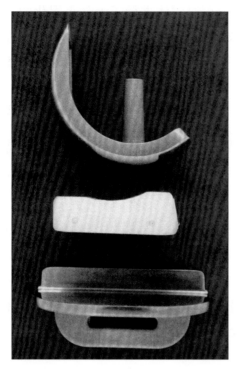

▶ **图 1-0-3** 牛津膝（第二代）（1987）

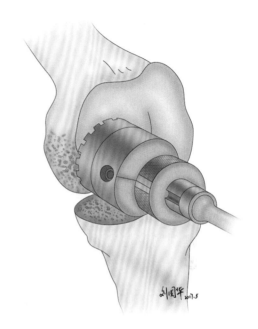

▶ **图 1-0-4** 牛津膝通过研磨钻对股骨截骨
（第二代）

3. 第三代牛津膝　于 1998 年开始应用于临床，其假体的特征性改进在于适应了微创手术的要求，无需采用第一、二代假体植入所应用的脱位髌骨的开放入路。其股骨侧假体不像第一、二代只有单一尺寸，而是有 5 个可供选择的梯度尺码。其胫骨侧假体区分左右侧，代替了第一、二代的左右通用假体。其衬垫做了防撞击的修改（图 1-0-5）。为配合微创手术的需要，操作器械也做了相应的改进。

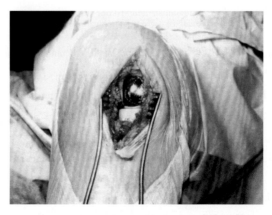

▶ **图 1-0-5** 小切口植入牛津膝（第三代）（1998）

（二）非骨水泥假体

在 2004 年，在第三代牛津膝假体的基础上，对假体进行了无骨水泥化的改进，假体表面作了多孔钛和羟基磷灰石涂层处理，股骨假体由原来的单柱改为双柱。由于双柱非骨水泥假体显示较好的结果，随后双柱骨水泥假体也得到了应用。

（三）操作器械的改进

在 2012 年，被称为 Microplasty 的操作器械被推广使用。该器械有三个特点：使胫骨截骨厚度更准确；有利于股骨假体正确定位；增加了防撞击机制。这使手术达到更可靠的结果。

（四）外侧 UKA 的问题与改进

外侧 UKA 的突出问题是高脱位率，其脱位率可高达 10%。主要原因是，在屈曲位外侧副韧带是松弛的。针对该问题的对策之一，是衬垫设计成双凹面，外侧胫骨平台的骨床修理成凸形穹顶状；另一对策是使用固定型衬垫，如在 2003 年被推广使用的 Vanguard M 假体。

五、展望

牛津膝假体的演变具有一定的代表性，总体来讲，改进的方向是使 UKA 术更加精准化、个性化和微创化。导航技术、机器人手术及 3D 打印技术的应用，将可使 UKA 手术更具精准化、个性化和微创化。

（郭万首　程立明）

参考文献

［1］ Geller JA, Yoon RS, Macaulay W. Unicompartmental knee arthroplasty：a controversial history and a rationale for contemporary resurgence ［J］. J Knee Surg, 2008, 21（1）：7-14.

［2］ Price AJ, O'Connor JJ, Murray DW, et al. A history of Oxford unicompartmental knee arthroplasty ［J］. Orthopedics, 2007, 30（5 Suppl）：7-10.

［3］ Campi S, Pandit HG, Dodd C, et al. Cementless fixation in medial unicompartmental knee arthroplasty：a systematic review ［J］. Knee Surg Sports Traumatol Arthrosc, 2017, 25（3）：736-745.

［4］ Dettoni F, Bonasia DE, Castoldi F, et al. High tibial osteotomy versus unicompartmental knee arthroplasty for medial compartment arthrosis of the knee：a review of the literature ［J］. Iowa Orthop J, 2010, 30：131-140.

［5］ Heyse TJ, Tibesku CO. Lateral unicompartmental knee arthroplasty：a review ［J］. Arch Orthop Trauma Surg, 2010, 130（12）：1539-1548.

［6］Ko YB, Gujarathi MR, Oh KJ. Outcome of Unicompartmental Knee Arthroplasty：A Systematic Review of Comparative Studies between Fixed and Mobile Bearings Focusing on Complications ［J］. Knee Surg Relat Res, 2015, 27 (3)：141-148.

［7］Labek G, Sekyra K, Pawelka W, et al. Outcome and reproducibility of data concerning the Oxford unicompartmental knee arthroplasty：a structured literature review including arthroplasty registry data ［J］. Acta Orthop, 2011, 82 (2)：131-135.

［8］Nair R, Tripathy G, Deysine GR. Computer navigation systems in unicompartmental knee arthroplasty：a systematic review ［J］. Am J Orthop (Belle Mead NJ), 2014, 43 (6)：256-261.

第二章
单间室置换术的基本原理

第一节　固定平台单髁的设计原理

单间室人工膝关节置换手术与全膝关节置换手术，就其原理来说是一样。二者都是通过人工材料替换掉病损的关节组织。但是由于早期临床结果的不同，其发展的过程曲折性大为不同。McKeever 等人 1950 年就开始设计出单间室人工膝关节（unicompartmental knee arthroplasty，UKA）。但这种仅进行胫骨单间室置换设计的假体早期失败率较高，因此被弃用。但与此同时，正是由于人工全膝关节置换术初期临床取得的成功和较长的生存寿命，使得人们逐渐失去了对使用假体完全复制生理关节结构的兴趣，也缺乏研究关节病损病理形态改变的耐心。另一方面，膝关节周围截骨手术的流行也分流了一部分膝关节单间室骨关节炎的病人。

但仍然还有学者在潜心研究膝关节骨关节炎的发生发展规律。比如Ahlback 就发现并不是所有的膝关节单间室关节炎都有向其他间室扩散的趋势，至少在一段时间内表现如此。因此仍有很多医生不认为需要把所有的关节软骨置换成人工材料才可以有满意的临床疗效。

首先的一个原因是对术后关节功能的保留。既进行人工单间室置换手术，也做人工全膝置换手术的医生会发现，前者的术后关节功能的恢复更加快速，关节评分更高，手术出血量较少，翻修也相对容易。即使考虑到相对的生存寿命比较短的因素以后，其性价比仍然是值得考虑的一种治疗方法。从假体设计的角度对单间室膝关节假体进行分类可以分为两类，即活动平台型（mobile bearing），亦称活动半月板型（meniscal bearing）和固定平台型（fixed bearing）。二者的临床使用和评价工作一直没有停止过。孰优孰劣，目前尚无法定论。Hernigou 认为对于力线的纠正作用单间室置换手术的作用是有限的，其主要用来纠正关节内病损或者关节内畸形。当术前畸形或者术后力线的变化超过一定程度，容易出现聚乙烯衬垫的过快磨损或者对侧关节面的加速退化。

最早的单间室假体设计是只置换胫骨的，即固定平台的胫骨假体，后来才出现了股骨胫骨同时置换的假体。其代表假体有 St Georg Sledge 假体（1969）和 Marmor 假体（1972）。其设计原理是股骨侧使用金属间室形假体，胫骨侧为比较平坦的聚乙烯垫片。二者均使用骨水泥固定，且不存在较大限制性和形合度。一定程度上可以理解为一种病损关节组织的填充物。这种对称性的股骨单髁假体外形是多半径的，这也要求和股胫关节间具有非限制性，被用于以后的很多固定平台假体。考虑到 Marmor 医生在单间室假体设计上做出的巨大贡献，人们把他称作是单间室膝关节之父。

历史上看，单间室置换手术失败主要面临的一个问题是聚乙烯假体的磨损。早期的全聚乙烯胫骨假体大约厚 6mm，胫骨聚乙烯材料的变形导致假体失败，成为了一个很大的问题。Marmor 试图采用金属背板来增加聚乙烯的强度，但又面临了聚乙烯厚度不足的矛盾。好在 Marmor 假体的早期临床疗效尚可。就早期的固定平台单间室假体看其共同特点是比较平的聚乙烯胫骨面假体和解剖型的股骨间室假体，多采用金属背侧基板。

相对于活动平台型膝关节假体来说，固定平台假体具有的优势主要是植入和固定更加方便，其次是比较容易进行软组织平衡。但问题也来自于固定的胫骨假体，要知道无论是股骨产生的压应力还是剪应力都会直接的作用到假体-骨水泥界面。为此人们在金属基板的背面设计了鱼鳍或者钉样的突出形状以期加强假体的固定。

按照切骨和固定方式的不同，固定平台单间室假体主要分类为表面置换型和嵌入型两种（resurfacing 和 inset）其代表假体分别为 St Georg Sledge 假体（1969）和 Miller-Galante 假体（图 2-1-1）。而胫骨侧的假体又分为单体式和组配式两种。二者的区别是前者采用全聚乙烯的胫骨假体，后者则为组配式的金属基板和聚乙烯的胫骨假体。从临床表现来看尚无法定论哪种设计更优。但组配式假体明显可以有多种厚度的聚乙烯垫片可供选择，无疑为调整关节张力和力线提供了更大的方便。

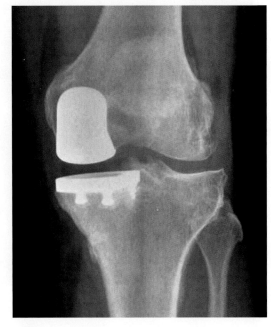

▶ 图 2-1-1　Miller-Galante 假体

今年来结合计算机导航技术的发展，固定平台假体的截骨可以通过计算机引导的磨钻或者骨锯进行，从而进一步增加了截骨量的精确性和病例个体化。Cobb 认为这为固定平台假体的操作和软组织平衡起到了一定的帮助作用。

相对于活动平台的单髁假体，固定平台单髁假体的动力学与运动学表现略有不同。很多有限元研究可以证实这一事实。这些研究发现固定平台假体的接触面上发生的峰值应力（peak contact pressure）相较活动平台单髁假体更高，应力分布面积也相对集中（图 2-1-2）。虽然运动学研究和摩擦学研究都证明前者表现欠佳，但是集合临床数据并未显示固定平台假体的临床效果劣与活动平台假体。

也有研究者认为这是单髁置换对侧关节面压力是诱发对侧间室出现骨关节炎的因素。出于这一考虑，内侧固定平台假体的安放应该把膝关节整体机械轴置于相对内翻位置。对于内侧髁置换术，实现这个目标有两种技术手段：其一是减少聚乙烯垫片的厚度以维持轻度内翻，其二是胫骨截骨时保留 2°~3° 的内翻，即维持胫骨内侧关节面轻度内翻（见图 2-1-3）。当然希望达到力线的精确满意需要借助计算机辅助导航等手段以提高判断的精度。必须指出的是对于膝关节内翻病例，一定不能过多的松解膝关节内侧的软组织，否则为了填塞松弛的内侧伸膝间隙需要使用较厚的聚乙烯垫片，随之而来的就是膝关节整体机械轴被过度矫正了。

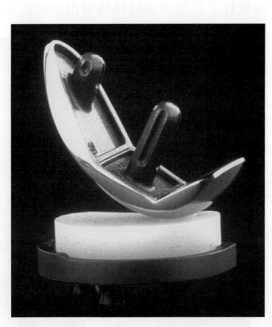

▶ 图 2-1-2 固定平台假体的接触面

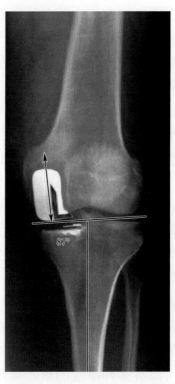

▶ 图 2-1-3 理想的固定平台假体术后力线

对于前交叉韧带完整性的要求固定平台假体的要求不像活动平台单间室假体那样要求高。之于后者，前交叉韧带缺损被认为是绝对禁忌证。而对于固定平台假体，也有学者认为前交叉韧带的缺损是一种相对禁忌证。

（刘　庆）

第二节　活动平台单髁的设计原理

一、概述

早期单髁关节置换假体设计影响了手术疗效，令术者及病人产生更多的担忧。然而，近半个世纪来，仍有无数学者一直坚守这一领域，通过认识深入和不断改进，单髁关节置换的假体设计日臻完善，尤其是近年来微创手术器械的开发，使得手术能够更加精细化，加之病人选择更加合理，手术技术也不断提高，单髁关节置换的临床效果发生了不同寻常的改变，在一定意义上与全膝关节置换技术相媲美，对于部分病人可以实现延缓或避免全膝关节置换。

理想的假体应该是恢复关节病变之前的自然状态，减少截骨，耐磨损，减少松动。这就要求，理想的胫骨假体的形状及位置均应是解剖性的，最大限度地增加假体和骨质之间的接触面积，使应力分布更均匀，防止假体松动和下沉。冠状面上设计，股骨假体与胫骨假体应拥有较大曲率、允许金属-聚乙烯之间充分接触，同时又没有过高限制性的形态。矢状面设计，形合度好会增加接触面积，从而降低引起聚乙烯磨损的应力。

根据假体设计不同，单髁关节假体系统有多种类型。胫骨假体通常分为三种基本类型，分别为全聚乙烯固定型、组合式聚乙烯+金属托固定型、活动型聚乙烯衬垫+固定金属托型。股骨假体通常按照曲率分为单曲径股骨髁假体和多曲径股骨髁假体。其中多曲径股骨髁假体，聚乙烯的凹面必须有足够大的屈曲半径才能适应股骨髁的最大半径（伸直位）。当聚乙烯凹面屈径较小的（屈曲时），就会使得使得屈曲时接触面积减小，假体之间的压力增大。因此，这种类型的活动型假体并不能模拟天然半月板的功能，也不可能减少磨损。非适配型的活动半月板假体在理论上并不优于非适配的固定负载假体。

组合式聚乙烯+金属托固定型假体的设计是聚乙烯部件下有一金属托部件。附加金属托可以有效防止聚乙烯蠕变，使应力分布更均匀，方便将来可能需要的返修，但金属托的使用需要牺牲 2~3mm 聚乙烯厚度，相应的胫骨截骨增多，聚乙烯厚度减少，从而耐磨性降低，增加了假体返修的风险。

活动型假体以牛津膝（Oxford）假体为代表，它的活动型衬垫可以模拟正常半月板的功能，股骨髁与衬垫关节面外形相互形合，接触应力减少，聚乙烯磨损率降低。但是活动型假体由于假体部件的复杂性，半月板衬垫脱位是其特有的并发症，手术假体安放需要特别精确，手术难度相对较高。牛津膝单髁假体是第一个活动型半月板假体，随后，在其理论基础上又出现了一些其他活动型半月板假体，如 AMC 膝假体（uniglide）是利用一个完全活动半月板，恢复膝关节韧带自然张力；然而，其股骨假体形状与牛津膝不同，股骨假体的半径在 0°～屈曲 45°都保持不变，但到股骨后髁部分减少。

牛津膝单髁关节置换假体作为活动平台单髁假体中最成功的一款假体，至今已有 40 多年的历史，在国内外应用最广，其发展也一直走在前列，因此本文重点围绕牛津膝单髁关节置换假体进行阐述。

二、牛津单髁设计的改进历史

1974 年，牛津大学 John Goodfellow 医生和 John O'Connor 发明了活动平台牛津单髁关节假体，这就是第一代的牛津膝，由球面的金属股骨髁组件、平坦的胫骨金属平台托和中间模拟半月板的聚乙烯衬垫三部分组成。其中聚乙烯垫上方凹，下方平，使得与上方股骨髁弧形组件和下方平坦胫骨金属托组件相吻合。运动时，上下两个面完全吻合，关节活动呈非限制性，聚乙烯磨损降低。这些特点，牛津膝至今仍保留未变。起初，这个假体被用来进行双髁置换，但由于操作复杂和长期疗效欠佳，后来就被用作内侧或者外侧的单间室置换。第一代牛津膝假体初始设计时，股骨假体内表面是非球面形，有三个斜面，因此股骨截骨时需要进行 3 次截骨。

1987 年，为了更加精确安全的适应股骨内侧髁，降低假体植入的操作难度，第二代的牛津膝进行了相应的改进。股骨假体后髁非球面设计的关节面改为平坦的平面设计，远端关节面设计为球面形状。股骨后髁通过摆锯截骨，股骨远端利用全新设计的研磨器围绕研磨栓截骨，通过不同长度的研磨栓进行精确控制股骨远端的截骨量，更好的平衡膝关节在伸直和屈曲位置时的韧带张力，同时塑形股骨使其更加适合假体。增大研磨栓型号，即缩小研磨栓柄长度，就会增加股骨髁远端截骨厚度，这样使得术中屈伸间隙韧带平衡容易操作，便于假体安装。不过，第一代和第二代牛津膝假体的植入，手术入路同全膝关节置换一样，需要翻转髌骨。

1998 年，第三代牛津膝假体问世，它仅应用于内侧间室，手术通过微创小切口即可完成假体植入。过去第一、二代牛津膝股骨假体都是单一型号，现在第三代牛津膝假体有了五个型号。过去第一、二代牛津膝胫骨平台假体不分左右，第三代牛津膝假体有左膝、右膝之分。第三代牛津膝假体操作器械也更精细微创化，微创操作，不需要外翻髌骨。半月板衬垫设计进行了改进，前外侧角增加了唇样结构，以减少撞击和旋转的风险。

2009年，最新一代的牛津膝单髁假体（图2-2-1）问世，股骨髁假体将单柱改为了双柱设计，进一步增强了抗旋转稳定性。股骨后髁延长，拥有更大的曲率半径，可以获得更高的屈曲度数。表面更加平整，边缘圆滑，减少了对周围软组织的刺激与碰撞。最新一代假体，同时改进了植入器械，使得手术操作更容易，假体植入更精确。

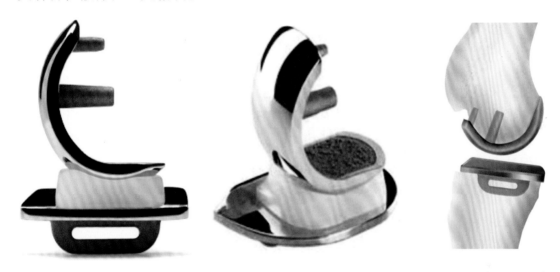

▶ **图2-2-1**　最新一代的牛津膝单髁假体

在2012年，推出了一套新的操作系统，称为微成形术（microplasty）（图2-2-2），使得手术操作简化，假体植入更精确。与原来的第三阶段操作系统相比，它们是一个非常重大的改进。其中关键要素包括槽内截骨导向器，胫骨截骨最小化技术，简化股骨定位，解决撞击问题。临床数据显示手术精准提高，结果更好。

三、活动平台单髁假体设计

活动半月板型单髁关节置换假体设计初衷在于降低聚乙烯磨损和保留关节自然运动功能。设计原则植入假体替代关节磨损面，而假体植入是通过恢复韧带和肌肉自然张力而提供限制。活动半月板衬垫顶部呈球凹形，适配股骨球形

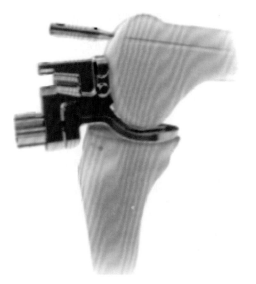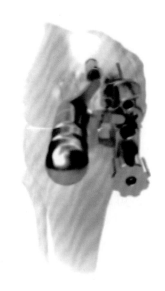

▶ 图 2-2-2　微成形术

表面，底部平坦，坐于胫骨托上。这种完全适配的活动聚乙烯半月板衬垫可以容许聚乙烯和假体间接触面积最大化，均匀分散应力，降低聚乙烯磨损。这种高适配的假体还可以使前交叉韧带和内侧副韧带在膝关节屈曲活动的整个范围中保持自然生理张力。半月板衬垫在压应力下可以允许滑动和滚动，减少假体-骨界面剪切力，而后者是导致假体松动的一个重要因素。

（一）抗磨损设计

1. 关节表面形态和接触压力　大多数全膝关节假体和单髁关节假体的关节面设计近似于人的股骨和胫骨形态。股骨假体的金属表面是凸面的，胫骨侧聚乙烯表面是平的或浅凹面形状，这类形态不能在任何相对的位置使彼此适配，以至于只有部分关节面接触来传导负荷。

大多数股骨髁假体都是试图模拟自然解剖特征，为多中心设计，后髁半径最短。这样的话，膝屈曲时接触面比伸直时小。在屈曲时，传导界面上压力最大，上下楼时可以达到体重的 6 倍。负荷大小固定时，关节面的压强与接触面积呈反比；接触关节面越小，界面的压强越大。聚乙烯的磨损率随着接触面压强增加而增加，而不是如经典的磨损理论所说的成线性改变。相反，磨损率随着接触面的增加而减少（图 2-2-3）。

2. 半月板的结构、运动、顺应性　半月板是介于股骨髁和胫骨平台之间的半月状软骨，上面凹，下面较平。具有吸收震荡、传递负荷、润滑和营养关节软骨、增加关节接触面积、维持膝关节稳定等重要功能，并可在一定程度上缓和股骨与胫骨之间的不一致性。自然膝关节半月板的存在使接触面发生了巨大改变。

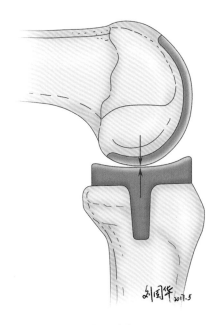
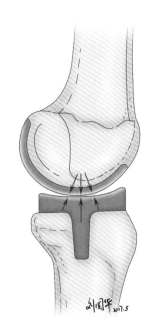

▶ **图 2-2-3** 聚乙烯的磨损

与不适配界面不同，有半月板存在，关节面适配，并且有更好的负荷分布。

在膝屈伸轴向旋转活动中，股骨髁在胫骨平台运动并配合着半月板运动。半月板在膝伸直时被向前拉，屈曲时被向后拉。屈膝运动的各种评估已经有研究报道：内侧移动 6mm，外侧移动 12mm；内侧移动 5.1mm，外侧移动 11.2mm；内侧前角移动 7.1mm，内侧后角移动 3.9mm；外侧前角移动 9.5mm，外侧后角移动 5.6mm。Freeman 和他的团队提出膝关节是没有内移的内侧轴系统；然而 Freeman 的数据提示大约 8mm 的前后运动（图 2-2-4）。

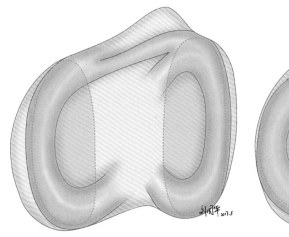
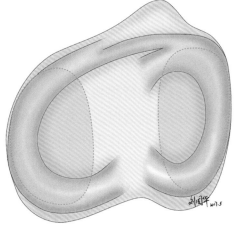

▶ **图 2-2-4** 在屈伸过程中半月板形态的变化
点状曲线画出在伸直（左图）和屈曲（右图）的接触面积

在膝屈伸轴向旋转活动中，自然半月板不仅因为股骨髁的运动在胫骨平台上改变位置，而且改变了形态以适应股骨髁曲径的改变。在伸直膝时，股骨髁下表面大的曲径使得半月板的前后支在矢状面上分开。而当屈膝时，股骨后髁的曲径变小，矢状面测量半月板数值相应变小，可能是因为屈膝时内外胫股接触面分开，使得内外半月板相对分开，并牵拉半月板的前后支更接近。

因此，半月板是关节面的组成部分，增大了接触面积，并且不会限制膝关节屈曲和水平运动。承载负荷以关节软骨能承受的均匀压力方式传导。切除半月板，或半月板功能异常，会影响关节软骨并出现相应间室骨关节炎退变。

3. 牛津半月板膝 牛津膝关节模拟半月板机械力学的优点来设计两个关节界面。半月板-股骨界面（球-臼）允许屈伸运动。半月板-胫骨界面（平面-平面）允许水平运动，并且综合在两个界面的水平和屈曲运动，可允许轴向旋转运动。非限制性的活动负荷不会阻碍软组织、肌肉以及韧带所需要的运动，可以恢复自然的运动和功能。并且界面的负荷主要是压力负荷，这种特点降低了假体松动可能。

聚乙烯半月板衬垫传导负荷的方式不同于自然半月板，但两者功能相似，这种半月板假体衬垫将不适配的界面转化为适配的界面，使负荷传导获得最大接触面而没有对关节活动限制，同时保留了生理功能而使聚乙烯磨损最小化。正因如此，牛津膝称作活动半月板假体。

4. 股骨假体设计 聚乙烯半月板衬垫只可以模仿天然半月板的运动，但不能模仿天然半月板的顺应性。聚乙烯不能改变形态，所以不能适应多曲径髁的变化。唯一能做到在所有位置都能保持适配状态的是球-臼和平面-平面界面的这样一对假体配件。滑车间沟基底部的软骨是环形的，另一个环形是股骨后髁，所以球形股骨假体能复制除内侧髁最前方以外的其他部分。

5. 牛津膝的聚乙烯磨损 由于活动平台单髁假体适配度高，限制性低，磨损低，实验室研究和临床随访研究证实牛津聚乙烯半月板衬垫平均磨损率为0.036mm/年，在没有撞击现象的聚乙烯衬垫平均磨损率为0.01mm/年，有撞击现象的聚乙烯平均磨损率会增高为0.054mm/年。若存在聚乙烯衬垫与骨或骨水泥发生撞击造成磨损，最常见的撞击位置发生在前方，因为伸膝时聚乙烯衬垫与股骨假体前方的骨质产生撞击。

线性磨损和蠕变不是唯一的磨损测量指标，另一种指标容积磨损。容积磨损的增加与接触面积成正比，但是在适配的关节随接触面增加而接触压力降低，这种效应将强于大面积接触的不利效应。没有撞击征的牛津膝平均关节表面容积磨损为 $6mm^3$/年。St Georg 固定平台聚乙烯的容积磨损为 $17.3mm^3$/年。所以适配的半月板衬垫容积磨损不会造成问题。然而，伴随撞击加速的磨损，长期累积的颗粒碎屑至足够量时可能造成骨溶解。关节周围的撞击产生的碎屑可能有比较大的颗粒，它们起到第三体作用，加速了磨损，这被认为是撞击与磨损增加相关。

6. 半月板衬垫厚度　在非适配的关节，聚乙烯越薄磨损率越大。对单髁关节置换来说，适配度高，磨损低，在适配的关节中聚乙烯初始厚度是其磨损的独立因素，聚乙烯初始厚度最少3.5mm。事实是，在全膝置换术中，为置入一个厚的聚乙烯垫而去掉更多的骨质并不是那么重要；但在单髁关节置换术中，为保留骨量，减少截骨非常必要，但这就影响到聚乙烯垫的厚度。在固定平台聚乙烯的单髁关节置换中，聚乙烯厚度需要大于6mm才是安全的。然而在适配的假体系统，半月板衬垫厚度最薄可到3.5mm，即使3.5mm也不会比厚半月板衬垫更容易磨损。

因此基于上述，而且大量研究数据也显示，牛津膝作为完全非限制的适配的活动平台单髁假体，在没有骨面或骨水泥的撞击情况下，能够减低聚乙烯磨损。

（二）恢复自然运动和稳定

牛津膝假体组件的关节面形态并不与自然关节面完全一样。由于病人个体差异，牛津膝假体也无法做到与每一个病人个体的关节面精确匹配。自然膝三维运动类型复杂，但由以下三条决定：①关节面形态；②连接骨的韧带排列；③应对重力和地面反应的肌肉收缩力程度和方向。在膝关节，其中第①和②条是恒定的，因而非负载膝的运动是可预测和重复的。然而，膝关节运动承担负荷时，负载活动施于肢体的力量是无限变化的，因此负载膝的运动类型也是无限变化的。

1. 非负载自然膝　非负载膝的运动类型是高度有序的。在一项对12个尸体的非负载膝研究中，只保留完整的韧带和关节表面，进行被动屈伸运动。屈曲时股骨外旋22°，伸直时内旋同样角度。在每次试验中，胫骨和股骨都有其单一的特定运动路径，屈曲角度与轴向旋转直接相关（锁扣机制）。这种运动类型很容易被实施的负荷或扭矩干扰，但负荷去除后，胫骨和股骨又恢复到其运动类型。

（1）韧带：前交叉韧带是限制胫骨前移的主要因素（限制胫骨内旋的次要因素），后交叉韧带是限制胫骨后移的主要因素（限制胫骨外旋的次要因素）。侧副韧带是限制内外翻以及内旋（内侧副韧带）、外旋（外侧副韧带）的主要因素。

（2）关节表面：与韧带不同，没有某一特定的运动限制是由关节面形态特征决定，关节表面的功能主要在于相互支撑使韧带保持合适的张力。我们可以看到人工关节即使不能与自然膝关节形态精确一致，如果具有了相互支撑使韧带保持合适的张力功能，也可以恢复正常的运动。

（3）接触点的运动：屈膝时，股骨接触点从股骨髁的远端移向股骨后髁。然而，胫骨平台的接触面却因半月板而变化不明显。放射学很难理想地实现此研究，因为软骨是透明的，MRI 不能精确到接触点，结果并不可靠，不过接触面的精确细节可通过 VDU 监测器捕获。负载使得软骨表面及半月板变形产生了接触面而不是接触点。在两个间室中圆的股骨髁与平的胫骨平台最接近的点称作接触点。Feiks 在尸体上研究关节表面的点与骨干的关系，然后利用骨的运动数据，进行了接触点位置的计算机重建。他发现屈曲 120°时，内侧接触点后移了 7.8mm，外侧接触点后移了 12.1mm。这种运动在屈曲过程中持续产生。

（4）髁中心的运动：解剖学上膝关节属于屈戌关节，早期经典的瞬时旋转轴心理论指出，膝关节屈伸时，在股骨髁上许多曲率半径的中心点，实际上是不同角度下的横轴位置。因此，膝关节面的瞬间运动轴线是不固定的，目前人工膝关节假体的股骨表面也多为多半径设计。Iwaki 等分析了尸体非负荷膝 MRI 的矢状面。外侧髁的中心呈环形移向后方，然后呈直线向后移 19mm 以适应外侧平台。两个交叉的环形与股骨内髁的显像相符，两个交叉的直线与（凹形）内侧胫骨平台相符。在−5°~5°屈曲过程中，内髁前环的中心保持不变，在 5°~120°屈曲过程中，内髁后环的中心向后移动 3mm。然而，Iwaki 等发现内髁屈曲，接触面从前关节面移动到后关节面来接触胫骨平台时，内髁中心出现了 8mm 的中断。他们解释股骨内髁向后移动是由于在胫骨平台摆动而不是滚动。然而，这种中断现象是因为他们使用双环（股骨内髁）和双线（胫骨内侧平台）来描述关节，在每一对的交汇点处出现中断。Rehder 测量了内侧髁和外侧髁的矢状面，每个髁都使用了连续的环形，精确到 0.2mm，他没有观察到形态的中断现象。如果假定的中断忽略，在屈曲到 125°的过程中，股骨内髁的后移不论是摆动或滚动，都大于 8mm。髁中心的运动与关节接触点的运动不同。内侧平台是凹面，外侧平台是凸面，各自的半径大约 70mm。两个股骨髁的半径大约是 20mm。从小环与大的凹面或凸面接触的几何学分析，很容易看到内髁中心的运动比接触点的运动少 30%，而外髁中心的运动比接触点的运动多 30%。内髁中心平均后移 7.1mm（包括中断现象），外髁中心平均后移 23.5mm。在非负载膝，尽可能排除内在和外在因素的影响，被动运动主要由关节面形态和韧带状况决定，而且这种运动的特点是恒定的和可重复的：屈伸与旋转耦合，并且在屈曲时接触面后移（后滚），内侧接触面移动比外侧少。因此，在人为的非负荷的情况下的自然膝的正常类型的运动可以由假体复制。

2. 非负荷牛津假体膝 实验研究表明，牛津膝植入的尸体标本中，膝伸直时，聚乙烯垫向前移动，如果阻止聚乙烯垫移动，伸直也被阻止。另有研究，麻醉状态的病人，唯一推进内侧半月板前移的力量是关节面的压力和韧带张力，在伸膝时两者起协同作用。牛津第三代单髁置换术中，在消除肌肉张力的情况下，聚乙烯垫的运动类似非负荷的自然膝。在长时期的放射学研究中，至少在置换 5 年内，聚乙烯垫的运动继续保持相同的趋势，平均的移动范围大约是术中的一半，并且数据离散度更大。

3. 负荷自然膝 非负荷状态下，关节形态和韧带长度不会改变，此时膝的运动可以预测。但当实施明显的负荷时，关节形态和韧带长度都会发生改变，韧带受牵张，关节表面在压力下凹陷，运动的约束装置发生改变，膝关节的运动类型也就发生了改变。

Walker 等研究了尸体膝接触点的运动，对标本实施负荷，股骨干置入了髓内钉来传导重量，并通过缝合股四头肌以产生张力对抗。他们发现膝关节屈曲前 45°，胫骨的运动接触点在内侧后移 13mm，在外侧后移 14mm，再继续屈曲，就没有后移了。在是否存在负荷以及是否存在组织畸形情况下，运动类型也不同。Kurosawa 和 Walker 研究股骨髁的运动，屈曲到 75°，股骨内髁的中心平均前移 4.5mm，继续屈曲到 120°，股骨内髁的中心平均后移 2.3mm。股骨外髁的中心在屈曲时始终后移，平均后移 17mm。内外髁中心运动的差异致使股骨外旋 20.2°。

4. 负荷牛津假体膝

（1）髌腱角：髌腱角（patellar tendon angle，PTA）指矢状面上髌腱与胫骨长轴的夹角。因为 PTA 在膝关节中央，几乎不受轴向旋转影响，可以作为矢状面动力学的间接测量指标。屈曲时髌腱以胫骨结节的止点为中心向后旋转。在尸体研究中，OUKA 术后屈曲时，正常类型的 PTA 得到恢复。而在非限制的固定负荷的 TKA（前交叉韧带切除），高屈曲时，股骨向前半脱位，导致 PTA 增加，正常的后滚消失。在后稳定型 TKA，切断前后交叉韧带，屈曲时 PTA 正常，因为假体的 Cam 设计恢复了正常后滚。Price 等使用动态透视观察 5 例 OUKA 术后 1 年和 5 例 OUKA 术后 10 年的 PTA，测量结果分别与 5 例 TKA 和 5 例志愿者的 PTA 进行比较，没有看到 OUKA 与正常膝的明显差异，而 TKA 矢状面的机制受到明显影响。

（2）活体半月板的运动：Price 等动态透视观察半月板衬垫在主动屈伸运动以及爬楼运动的情况，主动运动的数据与被动运动有很大差异。术后半年，半月板衬垫在被动屈曲的后移运动与半年前手术麻醉时测量的数据相似，但是在主动屈曲到 25°时，半月板衬垫移向前方，然后再继续屈曲到 100°时，半月板衬垫基本保持不动。然而在爬楼时，屈曲到 75°时，半月板衬垫移向前方，然后再继续屈曲时，半月板衬垫后移。所以半月板衬垫移动与活动类型有关。

（3）步态分析：Jafferson 和 Whittle 评估了一组内侧 OUKA 病人的步态。采用 7 个行走步态参数（速度、节律、跨越长度、矢状面与冠状面角度、矢状面和外展时间），根据年龄和性别与正常志愿者进行对照比较。试验组中 7 个参数都恢复到正常范围。Jones 等人对单髁置换及全膝置换术后病人与正常人步态的对照研究，结果显示，与 TKA 相比，UKA 术后的步态更接近于生理状态，拥有更高的最快步速。

负荷情况下，膝关节运动没有单一的类型，很难来确认术前与术后的比较是有效的。施加负荷的类型仅限于能产生可重复的简单运动，例如直腿抬高、爬楼等。

尸体研究关节解剖特征（关节面的形态和韧带的状态），在内在或外在负荷下进行骨骼间运动，这些负荷可以加强或逆转非负载关节的接触类型，结果显示关节面的形态容许而不是决定接触面的位置。关节面形态的主要功能是保持韧带合适的张力，也就是说，只要韧带完整，在任何耦合下关节接触面正常运动功能都能实现。

PTA 及步态分析研究的证据是圆形的股骨髁假体与平的胫骨平台假体可以替代自然膝内侧间室。需要强调的是，OUKA 的半月板负载设计不同于固定平台的 UKA 假体，前者的球-平面接触设计可以容许股骨髁很匹配的前后移动。由于 OUKA 半月板衬垫的磨损微小，因而可以长期维持关节稳定。

（郭万首）

参考文献

［1］ Price AJ, Rees JL, Beard DJ, et al. Sagittal plane kinematics of a mobile-bearing unicompartmental knee arthroplasty at 10 years：a comparative in vivo fluoroscopic analysis［J］. J Arthroplasty, 2004, 19（5）：590-597.

［2］ Bert JM. Unicompartmental knee replacement. Orthop Clin North Am, 2005, 36（4）：513-522.

［3］ Broughton NS, Newman JH, Baily RA. Unicompartmental replacement and high tibial osteotomy for osteoarthritis of the knee. A comparative study after 5-10 years' follow-up. J Bone Joint Surg Br, 1986, 68（3）：447-452.

［4］ Newman JH, Ackroyd CE, Shah NA. Unicompartmental or total knee replacement? Five-year results of a prospective, randomised trial of 102 osteoarthritic knees with unicompartmental arthritis. J Bone Joint Surg Br, 1998, 80（5）：862-865.

［5］ Bonutti PM, Dethmers DA. Contemporary unicompartmental knee arthroplasty：xed vs mobile bearing. J Arthroplasty, 2008, 23（7 Suppl）：24-27.

［6］ Pennington DW，Swienckowski JJ，Lutes WB，et al. Unicompartmental knee arthroplasty in patients sixty years of age or younger. J Bone Joint Surg Am，2003，85-A（10）：1968-1973.

［7］ Emerson RJ，Higgins LL. Unicompartmental knee arthroplasty with the oxford prosthesis in patients with medial compartment arthritis［J］. J Bone Joint Surg Am，2008，90（1）：118-122.

［8］ Kort NP，van Raay JJ，Thomassen BJ. Alignment of the femoral component in a mobile-bearing unicompartmental knee arthroplasty：a study in 10 cadaver femora［J］. Knee，2007，14（4）：280-283.

［9］ Price AJ，Short A，Kellett C，et al. Ten-year in vivo wear measurement of a fully congruent mobile bearing unicompartmental knee arthroplasty［J］. J Bone Joint Surg Br，2005，87（11）：1493-1497.

［10］ Price AJ，Waite JC，Svard U. Long-term clinical results of the medial Oxford unicompartmental knee arthroplasty［J］. Clin Orthop Relat Res，2005，（435）：171-180.

第三章

单髁置换术的适应证及病人选择

第一节　单髁置换术的手术适应证和
病人选择

（一）概述

膝关节骨关节炎是引起中老年人膝关节疼痛和功能障碍的常见疾病，是膝关节置换的主要适应证。超过 60% 膝关节骨关节炎病人的病变仅仅累及内侧间室，这种单间室的骨关节炎在亚洲人群和南地中海人群中的发病率往往较高，可能是因为它们的胫骨内翻角（tibia bone varus angle，TBVA）（图3-1-1）较大的缘故，同时这种仅仅累及内侧间室的病变可能会在病人身上持续多年。通常，下肢的机械轴线处于膝关节中心偏内侧，行走时身体的重量施加在内侧的

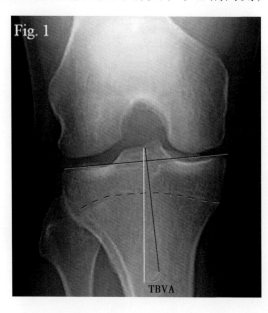

▶ 图 3-1-1　膝关节标准的前后位像
TBVA（箭头）是指胫骨的机械轴线
（黄线）和胫骨骺近端轴线（红线）
之间的夹角

负荷要高于外侧，而单足站立时有 70% 的负荷处于内侧间室。正常下肢的解剖轴线（股骨和胫骨解剖轴夹角）存在 5° 左右的生理外翻，在膝关节内翻畸形时，随着下肢机械轴线内移和内翻活动的增加，膝关节内侧间室的压力会显著增加。如果膝关节内翻畸形为 6° 时，内侧负荷比例会高达 90%。

内侧间室压力过大将导致内侧间室出现骨关节炎：内侧间室软骨逐步磨损，关节间隙逐步变窄，外侧韧带和前交叉韧带（anterior cruciate ligament，ACL）的张力逐渐增加。随着疾病的进展，外侧韧带逐渐松弛（尤其是髂胫束），膝关节出现不稳定和半脱位。股骨髁间和胫骨嵴骨赘形成，ACL 逐渐磨损并最终出现松弛和断裂，而 ACL 的断裂会导致股骨后脱位。然后股骨内后髁软骨磨损，进而股骨半脱位并与胫骨嵴相摩擦，导致内外侧间室都发生病变。

对于单间室骨关节炎病人的治疗而言，如果不存在半月板撕裂导致的疼痛和交锁症状，使用关节镜进行治疗的效果值得怀疑，也不做推荐。对于年轻、软骨磨损不太严重、活动量较大的病人，如果存在下肢轴线异常通常可以考虑行膝关节周围截骨术。如果软骨磨损严重，但是局限在单间室，ACL 完好，膝关节活动良好，存在应力状态下可矫正的畸形，内侧副韧带（medial collateral ligament，MCL）完好，非炎性关节病则是行单髁置换术（unicompartmental knee arthroplasty，UKA）的很好适应证，临床上最常见的适应证为前内侧骨关节炎。如果病变累及双间室或三间室，可以考虑行全膝关节置换术（total knee arthroplasty，TKA）。

尽管自 20 世纪 50 年代以来单髁置换术已被广泛应用于膝关节骨关节炎的治疗，但是关于他的使用一直以来都存在争议。与胫骨高位截骨术（high tibial osteotomy，HTO）造成的继发畸形相比，UKA 能更好地恢复下肢轴线，对疼痛的缓解更加彻底。UKA 与 TKA 比较的优点是：本体感受更好，活动度更高，步态更正常，保留了骨量，由于保留了前后交叉韧带从而能更好地恢复膝关节的运动学功能。成功的 UKA 比 TKA 在缓解症状方面效果更好，安全性更高，严重并发症和死亡率更低，通常不需要输血，术后康复快。一般认为，一旦手术失效，UKA 翻修时更加容易，尽管这一点存有争议。

（二）单髁置换术适应证的发展

单髁置换术的适应证是逐渐发展而来的，病人的选择适宜与否影响了手术的成功率。Insall 等报告了 HSS 医院 32 例 UKA 随访 5~7 年的临床结果，疗效较差，并逐渐放弃了 UKA 的使用。由于 HSS 医院的领袖地位，其临床结果导致 UKA 在北美的使用受到负面影响。情形不同的是，波士顿市的 Scott 和洛杉矶市的 Marmor 等人的 UKA 结果却更好一些。1989 年 Kozinn 和 Scott 提出 UKA

经典的手术适应证是：膝关节单间室退变的骨关节炎病人，年龄大于60岁，体重小于82kg，工作、生活强度低，静息痛很轻，膝关节活动度大于90°，屈曲挛缩小于15°，成角畸形小于10°内翻或15°外翻，前交叉韧带正常，没有内外侧方向上的半脱位，对侧间室正常，髌股关节磨损不能超过Ahlback分级的Ⅱ度或Ⅲ度。采用这种标准选择病人，UKA能占到全部膝关节置换术数量的6%~30%。对于年龄、体重、活动水平以及髌股关节骨关节炎的存在和严重程度、外侧间室软骨的退变是否影响UKA的术后结果，目前仍存有争议。有些作者认为由于UKA术后翻修简单，也可以在更年轻更活跃的病人中使用。不同作者对其他影响因素的看法也不尽相同。

当然，手术技术是影响UKA手术疗效的一个重要因素，UKA的学习曲线比TKA更长，如果出现技术性错误，UKA表现出的宽容性不如TKA。瑞典膝关节登记中心的数据显示经验少的医生组与经验多的医生组比较，UKA失败翻修的风险要高1.63倍。对失败机制认识的深入以及在UKA中微创技术的应用和手术器械的改进，聚乙烯耐磨性的优化，使得UKA的临床结果得以提高，也同时放大了UKA的适应证。

（三）单髁置换术的最佳适应证

通常而言，前内侧骨关节炎是单髁置换术最常见的手术适应证，这种类型的病变可以通过临床和放射学征象来进行确认。临床主要表现为：①站立时膝疼，行走加重，坐位时缓解；②膝关节伸直或尽可能伸直时，膝内翻畸形不能矫正（通常5°~15°）；③膝关节屈曲20°或更多时，内翻可以被动矫正；④膝关节屈曲90°时，内翻自动矫正。此时，病人前后交叉韧带功能正常，胫骨前内侧和股骨远端软骨磨损，外侧软骨通常正常或者轻度退变，内侧副韧带保持正常的长度，可能存在后关节囊的挛缩。放射学检查时可见：①前后位像（见图3-1-2）：标准的膝关节负重位像可显示股骨内髁和胫骨平台接触情况，判断软骨磨损的情况（Ahlback 2级或者更加严重），有时需要拍摄病人屈膝15°负重位像或者内翻应力位像才能更加准确地评价关节间隙和软骨磨损的情况；②外翻应力位像（图3-1-3）：确定外侧间室关节软骨的厚度是否正常，判断关节内的内翻畸形是否能够完全矫正；③侧位像（图3-1-4）：显示胫骨平台磨损的位置和磨损的范围，同时能评价ACL功能是否完好，如果只是软骨磨损，或者存在骨磨损凹陷，但是凹陷的最低点在胫骨平台的前部或者中央，没有延伸到平台后缘，则表明ACL是完整的（95%可能性）；④其他影像学表现：A.骨赘：膝关节外侧和髌股关节骨赘并不意味着这些间室的关节面一定损害，如有必要可在手术中去除；胫骨平台内侧骨赘和股骨后方骨赘会导致膝关节活动受限，手术中应去除；髁间窝的骨赘也应去除，减少对 ACL 的撞击，这有助于伸直膝关节。B. 侧方半脱位：如果内侧间室存在明显骨丢失，可观察到股骨相对于胫骨的侧方半脱位，如果外翻应力时可以矫正半脱位和内翻畸形则可行单髁置换术，如果不能矫正半脱位，应谨慎选择单髁置换术；⑤术中观察 ACL 完整，功能良好，外侧间室中央部软骨和半月板无明显损伤。完好的 ACL 对 UKA 的成功极其重要，Goodfellow 和 O'Connor 比较一组 Oxford 单髁假体的临床结果发现：ACL 功能良好的病人生存率为 95%，而一旦 ACL 损伤或失效则生存率降至 81%。

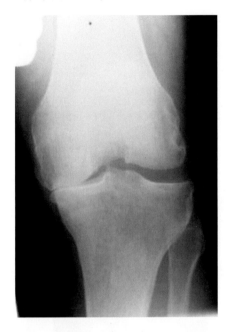

▶ 图 3-1-2　前后位像

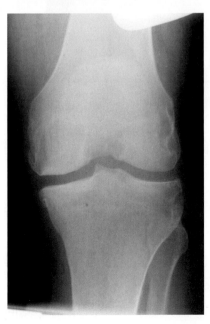

▶ 图 3-1-3　外翻应力位像

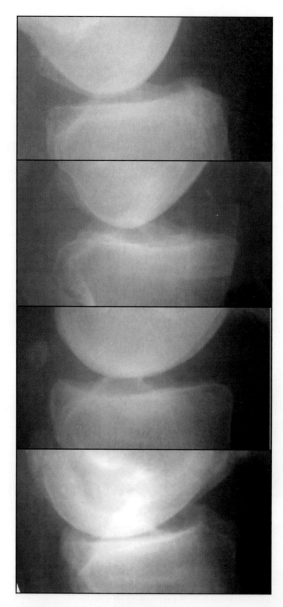

▶ 图 3-1-4　侧位像

上述为内侧间室单髁置换术的最佳适应证，以下对某些争议问题进行讨论。

（四）适应证边界的影响因素

1. 屈曲畸形　股骨后方的骨赘，股骨髁间窝的骨赘，胫骨嵴的骨赘都会限制膝关节的活动，影响其伸直，后关节囊的挛缩也会使得膝关节出现屈曲畸形。术中去除骨赘后膝关节的伸直会得到改善，并且术后几年屈曲畸形会持续改善，通常术前小于15°的屈曲畸形是可以接受的。

2. 外侧间室软骨退变　在膝关节前内侧骨关节炎中，外侧间室可以见到软骨纤维化或者表面磨损，这可能是整个关节的慢性滑膜炎以及内翻畸形导致的异常负荷所致，如果没有明显的外侧间室软骨变薄可以选择单髁置换术，否则应视为此类手术的禁忌证。

3. 胫骨内翻畸形　单髁置换术主要是治疗前内侧骨关节炎，矫正关节软骨磨损导致的畸形，即矫正关节内畸形。而胫骨内翻时是骨畸形，畸形通常在胫骨平台和胫骨干之间，多为发育性，所以此类病人行单髁置换术后仍会存在一定程度的内翻，因严重的胫骨内翻会影响 UKA 的生存率，所以当骨性畸形大于 5°时应谨慎。

4. 年龄　既往大家认为生理年龄大于 60 岁，生活方式比较静止的病人比较适合 UKA。考虑到 TKA 的 10 年生存率优于 UKA，对于 60~70 岁的病人而言，TKA 术后假体可伴其一生的可能性较大，所以此年龄段病人倾向于 TKA 治疗。而 UKA 适用于另外两种人群，一是中年骨关节炎病人，主要是考虑 UKA 手术疗效好，保留正常组织多，失败后容易翻修。一是 80 多岁的骨关节炎病人，对他们而言手术是第一次也是最后 1 次，UKA 手术小，恢复快，风险小。而 Price 等人的研究发现，UKA 对于 60 岁年龄组和 60 岁以上年龄组病人的 10 年生存率没有显著性差异，同时也有作者报告 UKA 的 15 年生存率并不低于 TKA。综上所述，作者认为选择合适的假体，良好的手术技术可使得 UKA 疗效令人满意，如果其他手术指征明确，UKA 可以适用于任何年龄的病人。

5. 活动水平　活动水平的高低对 UKA 的生存影响尚无前瞻性数据，我们建议病人术后避免剧烈活动，特别是冲撞性运动。Pandit 报道超过 30%的年轻病人（使用 Oxford 活动平台单髁假体）参加了高能量活动，如滑冰、网球以及体力劳动，短期随访结果未发现失败率明显增高。对于活动平台的 UKA 而言，活动水平并不作为禁忌证。

6. 体重　肥胖通常认为是 UKA 的禁忌证，但是不同作者所得结果不尽相同。Heck 及其同事对一组 294 个 UKA 病人研究结果发现翻修组的平均体重为 90kg，而未翻修组的体重平均为 67kg；而 Pennington 等人的一组平均体重超过 90kg 的病例中 11 年随访生存率超过 90%。

Cartier、Argenson 等人报道使用固定平台的单髁假体，如 Miller-Galante 和 Marmor 假体发现体重大者未出现假体的失败率增加的结果。Surovevic 甚至将适应证扩大到 BMI 指数高达 42 的病人。但是 Berend 报告使用全聚乙烯胫骨平台假体在 BMI 指数超过 32 的病人中失败率升高，其结果可能与使用的假体类型有关，此类假体胫骨侧未设计龙骨结构。对于 Oxford 假体而言肥胖并非禁忌证，作者认为应根据假体类型确定是否适宜肥胖病人。

7. 髌股关节炎　既往很多学者认为髌股关节炎是 UKA 的禁忌证，目前对此观点有不同意见。前内侧骨关节炎常常伴有髌股关节的退变：软骨软化、纤维化、软骨磨损甚至骨外露，如果这种损害位于髌骨内侧关节面以及相应的股骨滑车，由于 UKA 术后改善了髌股关节对位，减轻了髌股关节压力，所以术后少有髌股关节症状。如果术前外侧髌股关节狭窄或存在严重的髌股关节骨磨损及纵向磨损沟，则选择 UKA 应慎重。

    8. 膝关节局灶性骨坏死　股骨内髁缺血性骨坏死以及胫骨平台骨坏死（图 3-1-5），通常与前内侧骨关节炎有着相似的病理解剖特征，其存在内侧间室的

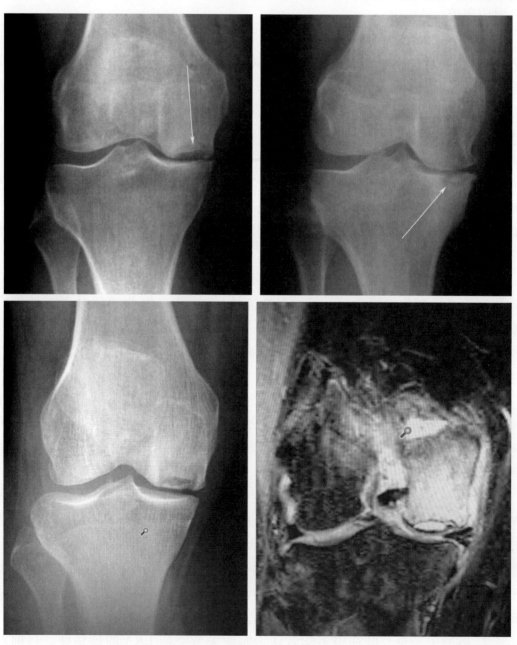

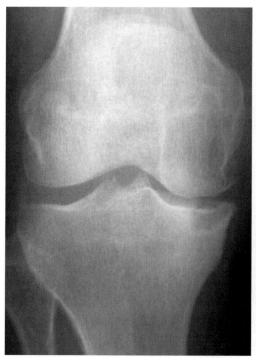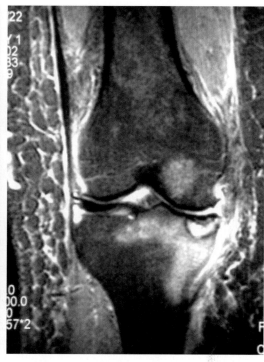

▶ 图 3-1-5　股骨内髁缺血性骨坏死以及胫骨平台骨坏死

局限性的骨与软骨的缺失，周围韧带完好，可以行 UKA，如果术中股骨髁存在较大骨缺损，术中刮除坏死组织后建议使用骨水泥充填，避免植骨。

9. HTO 术后失败　HTO 术后的病人不适宜行 UKA。HTO 通过关节外截骨解决了膝内翻畸形，如果再通过 UKA 解决关节内的畸形会导致下肢整体力线外翻，导致外侧间室过度负荷。Meding 报道 HTO 失败后行 UKA 失败率达 34%，建议这类情形下行 TKA 手术。

10. 创伤后骨关节炎　单纯的胫骨平台骨折或股骨内髁骨折出现膝关节内侧骨关节炎，可以考虑行 UKA，但是如果同时合并韧带的损伤则应谨慎。如果病人年轻，ACL 断裂伴有继发性的内侧间室骨关节炎，可以考虑重建 ACL，分期或一期行 UKA 手术。如果以不稳定为主，可分期手术；如果以疼痛为主，可以一期手术。术中可以选用固定平台或活动平台胫骨假体，但后者手术技术要求更高，术后脱位失败的概率更大。

11. 外侧间室骨关节炎　外侧单间室骨关节炎相对较少，手术显露更加困难。外侧 UKA 约占 UKA 手术总数的 5%~15%，Marmor 报到了 14 例外侧 UKA 平均随访 89 个月的临床结果，其中 11 例（80%）结果为优。由于股骨外侧髁在膝关节屈伸活动中的前后移动距离远远大于内侧髁，且外侧静力性稳定结构在膝关节屈曲过程中存在松弛表现，所以选择 UKA 手术时建议选用固定平台胫骨假体，活动平台假体聚乙烯垫片脱位概率较高。

（五）禁忌证

UKA 常规禁忌证同 TKA 相同：感染相关因素，感觉或动力装置功能障碍都会导致手术失败。类风湿关节炎和炎性关节病不适合行 UKA，因为这些滑膜性疾病会累及多个间室。另外，UKA 的解剖性禁忌有：①ACL（PCL 或 MCL）缺失或严重损害，但在合适的病例中可以在行单髁置换术的同时进行 ACL 重建；②内侧间室软骨未全消失，非骨对骨接触；③关节内的内翻畸形不能充分矫正；④内外侧的半脱位不能在外翻应力像中矫正；⑤屈曲畸形大于 15°；⑥麻醉状态下屈曲范围小于 100°；⑦外侧间室中间部分的软骨变薄或严重磨损；⑧髌股关节骨缺损（尤其在外侧），或存在骨性畸形；⑨既往行 HTO 手术，胫骨外翻截骨术后失败；⑩有些病人有着不适合 UKA 的解剖结构，如病人的股骨内外侧髁非常宽大或内外髁间角过大就很难正确地安放股骨假体，从而影响手术结果。

各位医生对 UKA 手术适应证的把握差异较大，新的手术适应证是否意味着更多的并发症尚待时间的检验，当然这也是 UKA 发展的一部分。

（黄德勇）

第二节　单髁置换术中的髌股关节问题

——来自中日友好医院的经验

膝单髁关节置换术（unicompartmental knee arthroplasty，UKA），通常为膝孤立内侧关节炎的老年病人提供良好的治疗方案，UKA 比全膝关节置换术（total knee arthroplasty，TKA）术后更符合自然膝关节运动学，影像学检查或髌股关节骨关节炎（patellofemoral joint osteoarthritis，PFOA）临床症状的存在以往被视为内侧 UKA 禁忌证。此外，以前的一些研究报道，髌股关节骨关节炎发展是 UKA 失败需要转换到全膝关节置换术的最常见的原因。另一方面，一些作者报告的髌股关节的状态不影响结果。髌股关节的状态在决定 UKA 时已被忽略，特别是活动负载型 UKA。

（一）髌股关节的评价方法

在考虑进行单髁置换术之前，了解病人详细的病史和全面的体格检查是必要的。病史应该包括是否有膝外伤史、髌骨脱位史，或其他的髌股问题，要判断该髌股关节有无临床表现，是否为次要表现。一部分病人术前存在髌股关节的轻度退变，但没有临床症状，许多学者认为可以忽略髌股关节进行单髁置换术。

若病人爬楼梯和下坡膝前疼痛，而平地行走没有症状，一部分学者认为可以选择性进行单髁置换术，下面将进行阐述。前间室捻发音的描述是普遍的。体检往往会注意髌股捻发音伴疼痛。主动和被动屈伸膝关节内侧或外侧疼痛，或者胫股关节压痛，可能存在弥漫性软骨病变（甚至在相对正常的 X 线片中存在），并可能是单髁置换术禁忌证。髌骨轨迹和 Q 角度必须进行评估，因为轨迹不良和排列不齐可以导致单髁置换术后不佳。

对于髌股关节而言，膝侧位 X 线可发现髌股关节骨赘，也可显示是否有高位或低位髌骨。髌骨轴位 X 线片将展示滑车槽内的髌骨和关节炎的程度，但是，也可能会低估髌骨和股骨滑车软骨损伤的程度。有时，软骨下硬化和关节面的"平坦化"是唯一的放射线征象。CT 和磁共振成像（MRI）可以用于评估髌骨不稳定。

（二）术前的髌股关节问题与置换术式的选择

许多学者发现在术前 X 线片或术中轻度的髌股关节病变可以做 UKA。TKA 与 UKA 之间的选择首先是基于髌股关节骨关节炎临床症状的存在和重要性。有学者认为在严重的髌股关节疼痛的情况下，即使 X 线片显示只有轻微的变化，病人应首选初次 TKA。保留髌骨的 TKA 手术中对髌股关节的处理（去神经化、去除骨赘、髌骨成形），不推荐用于 UKA，除非活动受限的老年病人。病史和体检在做 UKA 之前非常重要，疼痛应确定位于胫股关节的一侧，前膝疼痛的存在并且症状在上下楼时加重，在决定做 UKA 前应小心。

Argenson 等对 UKA 手术适应证限于内侧股胫间室的骨坏死或骨关节炎软骨全层相关的损害，147 例病人进行 160 个连续的硬质金属支持的 Miller Galante 假体置换，平均 66 个月（36~112 个月）后随访评估，病人平均年龄为 66 岁，结果 3 例因髌股关节骨关节炎进展翻修，作者认为决定是否 UKA 应考虑髌股关节的状态。

Hernigou 评估了 99 例单髁置换，74 例膝内侧 UKA 和 25 例外侧 UKA。平均 14 年的随访期（10~20 年）。在最近的随访时间，29 例膝的髌股关节骨关节炎进展，28 例膝髌骨与股骨假体存在撞击，有撞击的膝没有髌股关节骨关节炎的变化，1 例因为髌骨撞击而翻修，外侧关节置换术后髌骨撞击率更高，与股骨假体的位置太偏前方有关。Hernigou 认为在单髁置换术，髌股关节受退行性改变和髌骨撞击影响。髌骨撞击影响膝关节功能，出现严重的症状需要翻修。

Berger 等对 62 例活动负载型 UKA 术后进行了 10 年以上的随访，2 例因髌股关节骨关节炎进展而做了 TKA 翻修，作者观察到 7 例（14%）膝髌股关节间隙的变化，并且随时间推移，髌股关节骨关节炎症状加重的病例也增多。

Argenson等人和 Berger 等人报道，髌股关节骨关节炎进展是 UKA 失败的主要模式。因此，他们建议，应根据髌股关节的状态仔细选择病人。此外，kozinn 等人认为，膝前疼痛合并髌股关节退行性改变是 UKA 禁忌证。尽管缺乏支持的证据，许多外科医生遵循这一直觉的建议。

在目前的研究中，发现 UKA 术后髌股关节骨关节炎进展，虽然在日常活动中他们没有出现有临床意义的前膝关节疼痛。一些学者甚至认为髌股关节全层软骨损失损伤不是活动负载型 UKA 的一个禁忌证，并且全层软骨损失的病人的功能结局并不与术中检查软骨退变等级或位置明显相关。Song 认为 PFOA ［Kellgren-Lawrence（K-L）≤2 级］膝骨性关节炎膝内侧 UKA 结果优良。因此，内侧髁骨关节炎合并中度膝前疼痛或髌股关节骨关节炎病人应被视为内侧 UKA 的合适人选。Song 等完成固定型 UKA105 例，48 例无 PFOA 病人膝内侧 UKA（非 PFOA 组）与 57 例 PFOA 病人［K-L≤2 级］膝内侧 UKA（PFOA 组）进行了比较，平均随访 5.4 年（范围 3.1～10.2 年）。临床结果包括对膝前疼痛、HSS 评分、影像学指标及髌股关节骨关节炎的进展进行比较，并对功能预后的影响在最终随访评价。最终的随访结果，组间在膝前疼痛、HSS 评分或运动范围没有显著差异。术前膝前痛和髌股关节退变被认为与内侧 UKA 病人预后不良无关。此外，任何功能结果变量和软骨损伤模式之间没有相关性。另外一些学者当决定 UKA 时，髌股关节的状态已被忽略，尤其活动负载型 UKA。Beard 等研究发现膝前痛和 X 线髌股关节退变与 UKA 手术结果无相关性，认为膝前痛和 X 线髌股关节退变不应是 UKA 的禁忌证。

许多研究中发现髌股关节骨性关节炎和非骨性关节炎组之间的临床结果没有显著的不同。此外，在存在髌股关节骨关节炎的组内比较中发现，功能结果与软骨退变的等级或位置没有显著的相关性。术前髌股骨关节炎病人做 UKA 比那些没有髌股骨关节炎的做 UKA，没有更坏的结果。

（刘朝晖）

第三节 单髁置换术中的髌股关节问题

——来自北京积水潭医院的经验

膝关节单髁置换术（unicompartmental knee arthroplasty，UKA）中的髌股关节问题一直存在争论，最常见的争论话题包括膝关节前内侧关节炎合并髌股关节炎的发生率，术前存在的髌股关节炎是否是单髁置换的禁忌证，单髁置换术后髌股关节病变可能的进展规律以及髌股关节病变可能影响单髁置换术后疗效的相关因素等，下面就这些问题目前的研究成果做一些归纳。

（一）髌股关节炎在膝关节前内侧骨关节炎病人中的一般情况

首先，膝关节前内侧关节炎（anteromedial osteoarthritis，AMOA）无论是影像学改变还是在术中看到的病变在中老年人群中都非常普遍，而即使病人有AMOA，其膝关节仍然可能有足够的功能而无需行关节置换术。Owre 在 16 例60~80 岁老人尸检的结果中发现所有的髌骨软骨均出现部分脱落和裂隙，同时有多数研究者报道髌股关节炎病变多局限于关节边缘特别是髌骨内侧长轴关节面，随着病人年龄增加，髌骨边缘骨赘增加和软骨损害有所加重甚至可见软骨下骨暴露，这种情况在与髌股关节症状无关的切开手术或者关节镜手术中经常发现，并且这种现象同时出现于单髁置换术适应证人群和其他中老年人群，因此推断这种髌股关节退行性改变并无很明确的临床意义。

Heekin 等人在其临床研究中发现，在 259 例膝关节置换和单髁置换的样本中，术中探查髌股关节的退变情况，双间室病变（内侧间室和髌股关节）的总发生率为 28%，且罕见交叉韧带病变，提示在需要进行关节置换的病人群体中，可能有 1/4~1/3 的双间室病变发生率。同样，Yamabe 等人基于影像学数据库分析的 4796 例膝关节的术前 MRI，按级评估其软骨缺损程度、韧带完整程度、骨髓水肿程度和软骨下囊性变程度，如果按照软骨厚度缺损 50% 以上作为标准，双间室病变比率为 23%。而从临床症状的角度讲，Stig 的研究发现在 204例预备进行单髁置换术的病人中，30% 的病人有膝关节前正中的疼痛，而 257例单髁置换术后的病人里，仍有 36% 的病人存在膝关节前正中的疼痛。

所以，总体来讲，膝关节内侧间室关节炎合并髌股关节病变在中老年人群中是非常常见的，在需要行关节置换的人群中，双间室病变的发生率接近 1/4。

（二）髌股关节炎在单髁置换术后可能发生的改变

如前所述，膝关节内侧骨关节炎合并的髌股关节退变，通常起始于髌骨内缘以及髌骨内侧长轴关节面，随着病情进展，可能累及到髌骨的其他部位甚至出现软骨下骨暴露。而髌骨内侧长轴的关节面是膝关节深度屈曲时与股骨内侧髁唯一接触的部分（图 3-3-1），随着股骨内侧髁软骨的退变，不可避免地会继发髌骨内侧长轴关节面的退变，但是这种退变并不会累及到髌股关节的其他部分，即使在单髁置换术后，这种动力学状态也没有发生本质的改变，髌骨内侧关节面只可能和金属假体髁接触。类似于未置换髌骨的全膝关节置换术。其次，术前合并的膝内翻畸形会造成内侧髌股关节面负荷增加，同时股骨内侧髁骨赘在屈曲的时候也可能撞击髌骨内侧关节面，而内翻畸形在 UKA 术中可以部分纠正，骨赘也去除了，这使得 UKA 术后内侧髌股关节退变可能得到缓解。在某些与假体设计或者手术技术相关的病例中，可以看到术后髌骨内侧关节面和股骨金属髁的严重撞击而产生症状，而这种撞击通常发生在髌骨内侧关节面在金属髁和滑车软骨面交界处滑过的时候。这种情况多见于多曲率半径设计的单髁假体或者金属髁位置过于靠前。同时，使用多曲率半径股骨假体时，型号过大或者假体过伸安放也会造成此类髌骨-金属髁撞击。而对于单曲率半径设计的单髁假体来说，由于假体后方的曲率半径小于生理股骨髁远端的曲率半径，当假体安置于原有的股骨远端关节线水平的术后，其前缘通常比关节线低几毫米，金属髁并不会与股骨滑车沟发生移行，从一定程度上预防了术后的髌骨-金属髁撞击。（图 3-3-2）而将髌骨-金属髁撞击造成的术后进展性髌股关节炎归咎于术前髌股关节炎的进展是不正确的。

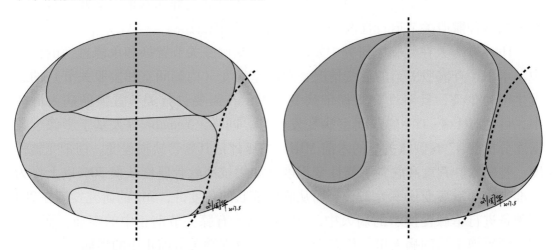

▶ **图 3-3-1** 髌股关节接触面
膝关节屈曲 90°以前，髌股关节面内外侧面均有接触，屈曲 90°以后髌骨发生内倾，髌骨内侧关节面长轴只与股骨内侧髁接触

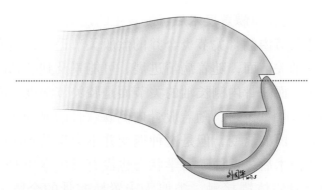

▶ **图 3-3-2** 单髁假体远端关节面设计
单曲率半径的股骨假体设计，在股骨远端关节线不变的情况下，假体末端通常低于关节线，从而避免了在股骨-假体移行部与髌骨内侧关节面的撞击

（三）目前的一些临床研究的结果和牛津观点

牛津最早的研究源于一个 80 年代 125 例双间室单髁置换的回顾性研究，发现术中记录的髌股关节状态和术后主诉疼痛并无相关性。近期的多个研究表明，在牛津单髁置换术（Oxford unicompartmental knee arthroplasty，OUKA）的翻修病例中，罕见因为髌股疼痛和功能障碍导致。Berend 等人随访 257 例 OUKA 术后平均 45 个月，总体生存率为 96.1%，且翻修的病例与术前存在的髌股关节退变和术前的膝前痛症状没有相关性。这位作者在 2011 年继续报道的 638 例 OUKA 术后共有 17 例翻修病例，没有因为髌股关节功能障碍的翻修病例。Price 等人报道的 432 例 OUKA 术后最少 10 年最多 20 年的随访结果，平均生存率为 94%，同样没有因为髌股关节问题的翻修病例。所以，基于上述临床研究的证据，牛津的观点认为髌骨周围骨赘、软骨软化、髌骨软骨纤维化，甚至髌股关节全层磨损，并不影响中老年人的膝关节功能，很多 OUKA 手术病人都有上述髌股关节问题，但很少病例在 15 年以内会因此而翻修，在做 OUKA 的时候，可以不把上述情况列为禁忌证。

（四）髌股关节病变对于 OUKA 术后疗效的影响

在一些早期的临床研究中，有多位术者报道重度的髌股关节退变将下调单髁置换手术的临床结果。同时，牛津的观点也提出，如果术中发现髌股关节外侧关节面退变出现软骨下骨暴露，形成假关节沟的情况，建议该做全膝关节置换术以预防术后因为髌股关节问题造成的失败。目前的一些临床研究结果表明，单髁置换术后的效果确实与髌股关节外侧关节面退变以及髌骨轨迹不良呈负相关。Beard 等人报道 100 例 OUKA 随访 2 年的结果，发现术前膝前痛和内侧髌股关节病变和术后疗效没有相关性，而合并有外侧髌股关节退变的病例较没有外侧髌股关节退变的病例，其 OKS（Oxford knee score）评分较低且有统计学差异。Stig 等人报道的 5 个手术中心，260 例 OUKA 术后 1 年的随访结果，表明术前膝关节前外侧疼痛以及髌股关节外侧半脱位，对于术后的结果有明确的负相关，建议这类病人行全膝关节置换术。

（五）我们的观点

综上所述，我们认为，只要符合膝关节前内侧骨性关节炎并且前交叉韧带具备正常功能，如果以术后翻修作为判断标准，那么，术前的髌股关节炎不是 OUKA 手术的禁忌证。但是，对于某些术前合并膝前外侧疼痛，或者髌股关节外侧半脱位或者术中发现髌股关节外侧关节面软骨下骨暴露以及假关节沟形成的病例，建议行全膝关节置换术以预防术后可能出现的失败。

（吴 坚）

参考文献

[1] Pennington DW, Swienckowski JJ, Lutes WB, et al. Unicompartmental knee arthroplasty in patients sixty years of age or younger. J Bone Joint Surg Am, 2003, 85 (10): 1968-1973.

[2] Suggs JF, Li G, Park SE, et al. Function of the anterior cruciate ligament after unicompartmental knee arthroplasty: an in vitro robotic study. J Arthroplasty, 2004, 19 (2): 224-229.

[3] Waldstein W, Bou Monsef J, Buckup J, et al. The value of valgus stress radiographs in the workup for medial unicompartmental arthritis. Clin Orthop Relat Res, 2013, 471 (12): 3998.

[4] Berend KR, Lombardi Jr AV, Morris MJ, et al. Does preoperative patellofemoral joint state affect medial unicompartmental arthroplasty survival? Orthopedics, 2011, 34 (9): e494.

[5] Song MH, Kim BH, Ahn SJ, et al. Does the appearance of the patellofemoral joint at surgery influence the clinical result in medial unicompartmental knee arthroplasty? Knee, 2013, 20 (6): 457.

[6] Heyse TJ, El-Zayat BF, De Corte R, et al . UKA closely preserves natural kinematics in vitro. Knee Surg Sports Traumatol Arthrosc, 2014, 22: 1902-1910.

[7] Eun-Kyoo Song, Ju-Kwon Park, Chan-Hee Park, et al. No difference in anterior knee pain after medial unicompartmental knee arthroplasty in patients with or without patellofemoral osteoarthritis. Knee Surg Sports Traumatol Arthrosc, 2016, 24: 208-213.

[8] Liddle AD, Pandit H, Jenkins C, et al. Preoperative pain location is a poor predictor of outcome after Oxford unicompartmental knee arthroplasty at 1 and 5 years. Knee Surg Sports Traumatol Arthrosc, 2013, 21: 2421-2426.

[9] Heekin RD, Fokin AA. Incidence of bicompartmental osteoarthritis in patients undergoing total and unicompartmental knee arthroplasty: is the time ripe for a less radical treatment? J Knee Surg, 2014, 27 (1): 77-81.

[10] Stig munk, et al. Preoperative lateral subluxation of the patella is a predictor of poor early outcome of Oxford phase-III medial unicompartmental knee arthroplasty. Acta Orthopaedica, 2011, 82 (5): 582-588.

[11] Beard DJ1, Pandit H, Ostlere S, et al. Pre-operative clinical and radiological assessment of the patellofemoral joint in unicompartmental knee replacement and its influence on outcome. J Bone Joint Surg Br, 2007, 89 (12): 1602-1607.

[12] Eiko Yamabe, Teruko Ueno, et al. Study of surgical indication for knee arthroplasty by cartilage analysis in three compartments using data from Osteoarthritis Initiative (OAI). BMC Musculoskeletal Disorders, 2013, 14: 194.

第四章

单间室关节炎的非置换治疗

第一节　胫骨高位截骨和膝关节单髁置换的适应证比较

　　膝关节骨关节炎在绝大多数情况下，都是从单间室病变开始的。而这个阶段，通常可以持续很长的时间。通常胫骨高位截骨术（high tibial osteotomy，HTO）和膝关节单髁置换术（unicompartmental knee arthroplasty，UKA）都被认为是治疗单间室骨关节炎的有效手段。但两者之间的适应证、病人群是有所差别的。胫骨高位截骨是以矫正胫骨的骨性内翻（关节外）畸形为主，通过减低内侧间室所受的压强来缓解症状的。因此截骨病人理论上关节外内翻越重，关节内软骨磨损越轻越好。而单髁置换属于内侧间室的表面置换，通过解决关节软骨的磨损来缓解症状。所以病人关节内磨损越重效果越好，关节外畸形越小越好。虽然截骨和单髁各有各的适应证，但二者之间也有交叉。对于位于交叉地带的病人，我们应该结合其他因素，如年龄、性别、活跃程度等加以综合判断。

　　这一章节对胫骨高位截骨和膝关节单髁置换适应证的现有知识进行了总结。

（一）病人选择指南

　　手术选择的主要病人因素：①骨关节炎的分期；②韧带的稳定性；③畸形的分型和可复性；④年龄；⑤膝关节活动范围；⑥肥胖；⑦病人一般状况等。

　　1. 骨关节炎的分期　截骨术是生理性手术，旨在将最大负荷区域从内侧间室向中间和外侧转移。内侧间室少量软骨缺失行截骨术可获得良好效果，随着骨关节炎进展，截骨术的效果也随之下降。应告知病人如果内侧骨关节炎已达

4级，并有内侧相对不稳定，截骨术后的疼痛缓解有限。HTO 不适用于内侧严重骨缺损，外侧间室关节面倾斜的宝塔形胫骨平台（图 4-1-1），在这种情况下，很难选择合适的矫正角，矫正不足或过度矫正导致的失败很常见，因而建议行膝关节单髁置换。HTO 也不适用于外侧半月板大部切除和严重外侧骨关节炎的病例。MRI 扫描对软骨缺损的敏感性和特异性低，不应作为手术选择的依据。关节镜检查常高估外侧间室的软骨病变。胫骨软骨面的软化是成人的常见表现，不应作为 HTO 的禁忌证，而股骨侧软骨的表面磨损则与之不相关，可以忽略不计，重要的是负重区的缺损区域或外侧

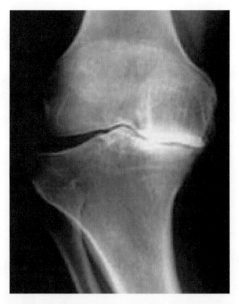

▶ 图 4-1-1 严重骨关节炎和胫骨畸形（宝塔形）是截骨术的禁忌证

半月板缺失。对有疑问的病例，我们更依赖于应力位 X 线片，外翻应力位外侧关节间隙明显变窄是 HTO 和单髁置换的排除标准（图 4-1-2）。

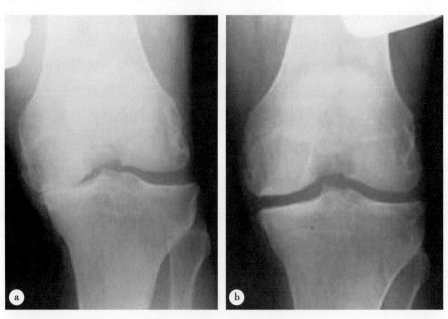

▶ 图 4-1-2 应力位 X 线片对 HTO 和 UKA 的适应证选择非常重要

a. 内翻应力位 X 线片，球管平行关节面照射，显示内侧间室全层软骨缺失；b. 外翻应力位 X 线片，显示外侧间室完好。HTO 和 UKA 需要像这样完好的外侧间室

2. 髌股关节　许多内侧关节间室疼痛的病人也存在髌股关节的退变。如果病人的临床症状表现为明确的内侧骨关节炎，髌骨关节退变应予忽略，不应藉此选择行 TKA。当然应告知病人术后可能有上楼梯或下坡时不适，不过其主要症状——内侧间室疼痛将得到缓解，如同没有髌股关节病变的病人一样。在开放楔形 HTO，建议行改良的双平面截骨术，前方截骨面斜向下方。这一改良避免了髌骨低位和髌股关节压力增加。现有文献表明，存在髌股关节退变的病人至少可安全的行活动衬垫 UKA 而不增加中期和长期翻修率。

3. 韧带稳定性　HTO 在不稳定膝关节病人中有广泛的适应证，是其治疗方案的重要组成部分。膝内翻病人常合并持续膝关节不稳定、半月板已切除和内侧间室骨关节炎，适合选择开放楔形外翻/伸展胫骨截骨术。后方或后外侧不稳定合并膝内翻需行屈曲/外翻截骨术。HTO 仅有的禁忌证是内侧副韧带严重缺陷存在继发外翻风险，这种情况作者很少遇到。与之相反，许多术前存在内侧副韧带损伤的病例，术中如果未松解内侧副韧带远端部分，开放楔形截骨术可使内侧副韧带重新恢复张力。

另一方面 UKA 良好的功能依赖于前交叉韧带（anterior cruciate ligament，ACL）完整。如果 ACL 缺陷的膝关节行 UKA 翻修率相当高。为此必须理解 ACL 完整和 ACL 缺陷内侧间室骨关节炎的形态学差别。如果 ACL 完好，胫骨和股骨的相对位置恒定，骨关节炎局限于生理负荷最高的胫骨平台前方和股骨远端关节面。由于股骨和胫骨的后方仍存在软骨面，内翻畸形仅限于膝关节伸直和轻度屈曲时，而屈曲位时畸形完全得到纠正。膝关节伸直时内侧副韧带由于前内侧间室磨损而松弛，膝关节屈曲时完整的软骨面恢复韧带张力而使得内侧副韧带紧张。

ACL 缺陷时，胫骨相对股骨前移，接触点移向胫骨平台后方，骨关节炎发生于胫骨平台后内侧，常导致胫骨平台后内侧碟形缺损，在这一期，胫骨的前方半脱位变得固定，不再能复位，虽然 ACL 完全缺损，临床不稳定反而变得不明显。

了解了上述机制，术者就可以通过仔细评估 X 线侧位片排除 UKA 的可能性，而存在慢性 ACL 缺陷病人仍适行 HTO。

如果怀疑存在外侧间室骨关节炎，则建议行内外翻应力位片。若应力位外侧关节间隙消失，不建议 HTO 或 UKA，而应行全膝关节置换术。如果屈膝 20°时狭窄的内侧关节间隙不能恢复正常宽度，则存在内侧副韧带挛缩，而非典型的前内侧骨关节炎，不应行 UKA。侧位 X 线片骨关节炎累及整个胫骨内侧平台时，也同样不宜行 UKA。在这些病例，退变进展至全关节骨关节炎，或是与慢性 ACL 缺陷相关，单间室置换不能获得满意效果。

4. 畸形的类型　下肢的内翻畸形和内侧间室超负荷由三种因素引起：

（1）内侧半月板切除和内侧间室磨损引起内侧关节间隙变窄，导致内翻畸形。

（2）胫骨近端畸形（干骺端内翻）导致的内翻畸形（图 4-1-3）。

（3）理论上，外侧韧带缺陷也可能导致内翻畸形，但在实践中这非常罕见，在本文中不做讨论。

关于适应证，须理解在畸形顶点行截骨术最适于纠正固有骨性畸形。在这种情况下，截骨术恢复了正常解剖和关节角。轻度的过度纠正（通常见于外翻 HTO），仅仅导致关节线轻微倾斜。然而，如果不存在骨性畸形，截骨矫正下肢机械轴将产生新的畸形和关节面的严重倾斜（图 4-1-4）。已有研究证明，这种情况下虽然机械轴得到纠正，但截骨术的疼痛缓解短暂且不持续，翻修率较高（表 4-1-1）。

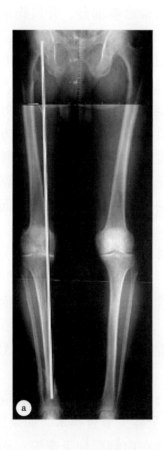
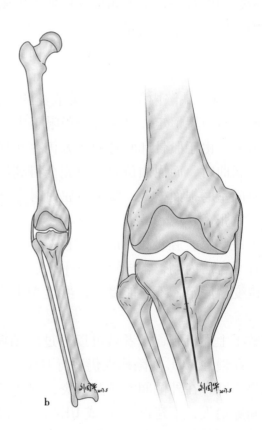

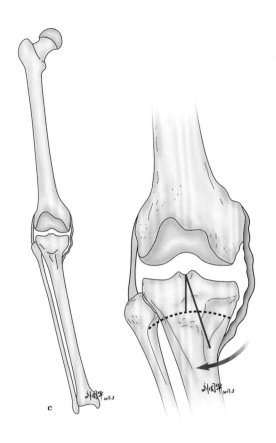

c

▶ **图 4-1-3** 下肢内翻畸形的不同原因

a. 须分析机械轴偏移（mechanical axis deviation，MAD）以确定内翻的主要因素是磨损还是骨性畸形；b. 关节内磨损，合并内侧半月板缺失引起内侧关节间隙的丢失。整个畸形来自关节内，不存在关节外畸形。这在 ACL 功能完好的情况下是 UKA 的理想适应证；c. 既有的干骺端内翻导致内侧间室超负荷和关节退变。磨损是继发改变。退变局限在内侧间室时，这是 HTO 的理想适应证。若行 UKA 并不能纠正关节外畸形，残留的内翻将导致假体的超负荷

▶ **表 4-1-1**　胫骨高位截骨术的结果与胫骨干骺端轴线的关系

胫骨干骺端轴线（°）	胫骨高位截骨结果（%）
<0	36
0~2	56
2~5	71
>5	83

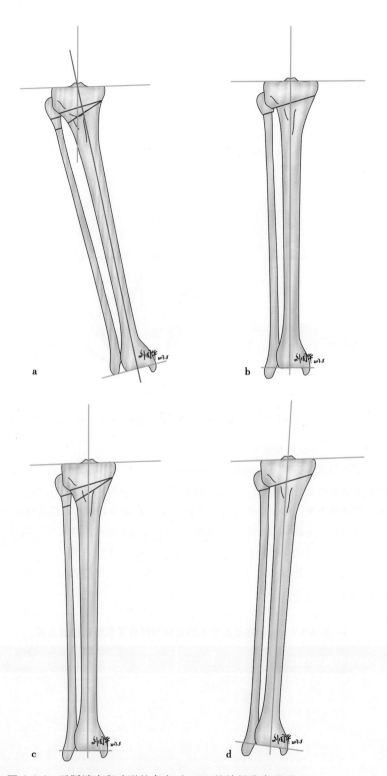

▶ **图 4-1-4** 干骺端内翻畸形的存在对 HTO 的效果非常重要

a~b. 胫骨内翻角明显时截骨矫正畸形，关节线正常，膝关节和踝关节线水平；

c~d. 胫骨形态正常时 HTO 产生了新的畸形。膝关节线倾斜，膝关节和踝关节线不平行。此时导致疼痛缓解不持续，截骨术生存时间短

而单髁置换术是关节表面置换，适用于韧带功能正常的膝关节。单髁置换只替代关节内磨损，不影响已存在的关节外畸形。这意味着存在胫骨内翻等骨性畸形的病例，UKA 术后将残留明显的内翻畸形，机械轴仍位于内侧间室，这与 TKA 不同。由于假体的超负荷，UKA 的长期效果受影响。另外胫骨干骺端内翻畸形的病例由于关节线内倾，行膝关节单髁置换会产生相应问题。平行外侧正常软骨植入 UKA 将使得胫骨假体倾斜，在聚乙烯衬垫上产生剪切应力。垂直胫骨机械轴安放胫骨假体，将导致冠状面上内外侧胫骨平台不匹配。这在使用固定衬垫胫骨假体时可能有问题，但活动衬垫能很好地耐受这一情况。

总之，下肢内翻畸形的原因对选择 HTO 还是 UKA 非常重要。发现胫骨干骺端内翻畸形非常重要，这提示术者更应选择截骨术。内翻畸形的主要原因为关节内磨损则提示选择 UKA 更加合理。在临床实践中，由于骨关节炎的进展，内侧间室的关节线不再明显，这使得分析胫骨近端的解剖非常困难。此时冠状面的机械胫骨近端内侧角（mechanical medial proximal tibial angle，mMPTA）并不准确，建议将外侧间室正常关节线透射至内侧间室以确定既往的正常内侧关节线，或使用胫骨内翻角（tibia bone varus angle，TBVA）。TVBA 角依靠 X 线上残存的胫骨近端骺线确定胫骨近侧干骺端轴线。如果 TBVA 角明显，则应考虑行截骨术。

5. 过度肥胖　有关体重对骨关节炎发展和手术效果的重要性的讨论从未停止。总的来说，肥胖病人膝关节负荷更重，但同时活动量更小。除非在极度肥胖时，体重与 HTO、单髁置换或全膝关节置换的结果并无明确的相关性。新一代内固定接骨板有足够的机械稳定性和负荷容许度，体重不再是内固定的危险因素。作者医院在过去 8 年行超过 1000 例 HTO，未发现体重相关的内固定失败和手术并发症。当肥胖病人行单髁置换时，新一代的假体可以通过有限的前内侧关节切开植入，不需要破坏性的软组织切开，方便可行。因而不能仅因肥胖就放弃行 HTO 或单髁置换。与此相反，肥胖病人全膝关节假体的植入常需要扩大显露，手术风险增加。

6. 年龄　胫骨干骺端内翻畸形的病人行 HTO 时，术前畸形得到矫正。由于这是预防性手术，不存在年龄的下限（骨骺未闭除外）。不伴骨关节炎的年轻病人，手术应矫正至力线正常，即术后机械轴通过胫骨髁间嵴的内侧嵴（MAD 为 0）。当考虑 HTO 的年龄上限时，HTO 在高龄组效果较差。欧美的文献和临床实践提示，男性行截骨术的年龄上限是 65 岁，女性更低至 55 岁。结果较差的原因可能是骨关节炎广泛进展，导致许多病人全膝关节受累，以及外侧间室对负荷增加的耐受性降低。然而在亚洲，由于伦理和文化因素，截骨术的病人年龄更高，且结果通常令人满意。当然，这一年龄限制有时较武断，判断依赖于具体病人。

7. 活动量 与其他手术相比，HTO 能够容许单间室骨关节炎病人最高的术后活动量。然而，应告知病人术后可能无法达到完全无痛的剧烈活动。单髁置换病人容许中等量的术后活动，这一点在中老年组尤其明确。目前没有低于 55 岁病人的相关结果。55~65 岁年龄组结果存在争议，而更高年龄组良好的 10 年生存率已有报道。芬兰关节登记显示低于 65 岁的病人翻修率升高 1.5 倍，这一结果也得到了澳大利亚关节登记最新数据的支持。考虑到目前罕有更年轻（50~65 岁）单髁置换病人随访结果的报道，建议单髁置换病人避免跑步等剧烈运动是明智的。年轻病人的适应证应严格限制，单髁置换广泛应用于年轻病人将导致翻修率明显升高。另一方面，单髁置换手术风险极小（单髁置换是老年病人的半月板切除术），是老年病人的理想选择。只要病变是典型的前内侧骨关节炎，选择单髁置换没有年龄上限，可以避免全膝关节置换的风险。特别是通过使用活动垫片假体，高达 1/3 的全膝关节置换病人适合行单髁关节置换。

8. 膝关节活动范围 无伸膝受限是 HTO 获得良好结果的重要先决条件。许多内侧骨关节炎的病人出现屈曲挛缩。通过本书中介绍的技术，开放楔形 HTO 能够矫正 10° 的屈曲挛缩。如果伸直受限超过 10°，HTO 的适应证则有疑问。屈曲受限通常不是 HTO 优先考虑的问题，胫骨截骨术后屈曲活动范围并不会减少。

单髁置换并不能改善膝关节的活动范围。如果病人屈曲挛缩超过 10°，最大屈曲小于 100°，则不建议单髁置换。然而，与全膝关节置换不同，单髁置换可以保留病人的活动范围，是现有最好的高屈曲膝关节假体。

9. 外侧骨关节炎 孤立的外侧间室骨关节炎和外翻畸形的手术选择与内侧相似。如果存在骨的畸形（通常在股骨）且病人适合做重建手术，则建议行截骨术。如果外翻畸形仅是因为外侧间室的磨损引起（如外侧半月板切除后），不存在骨性畸形，则建议行外侧单髁置换。固定垫片单髁置换的良好结果已有报道，而最近报道的双凹面活动垫片单髁置换结果也类似。

（二）总结

总之，上述因素决定了选择 HTO 与 UKA 的适应证。

HTO 适应证：男性小于 65 岁，女性小于 55 岁；存在先天性胫骨干骺端内翻畸形（TBVA>5°）；外侧间室完好；膝关节活动范围接近正常（手术可矫正 10° 的屈曲挛缩）；非吸烟病人；可耐受一定程度的疼痛；可存在前/后交叉韧带缺陷（对此手术可予处理）；更适合于 BMI 小于 30 的病人。

UKA 的适应证：年龄大于 55 岁；仅存在关节内磨损，无骨性畸形；韧带完好（如 ACL，MCL）；内翻畸形在屈曲 20° 外翻应力可以纠正；外侧间室完好；膝关节活动范围接近正常；无炎症性膝关节炎；更适合于 BMI 小于 30 的病人。

HTO 和 UKA 相对 TKA 来说，都属于适应证更窄而针对性更强的手术。掌握好适应证，是取得良好临床结果的前提和保障。不同病情的病人，应当采取不同的治疗方式来解决，才能最大程度的保留膝关节自然的运动方式和功能。这同时也对关节外科医生提出了更高的要求，除了换关节之外，还需要掌握如何保关节。截骨、单髁和全膝都是治疗骨关节炎的手段，它们各自的适应证有所不同，不能用一个手术而代替其他手术。

（黄 野）

第二节 膝关节周围截骨术的术前设计

胫骨高位外翻截骨术是治疗膝关节内侧骨关节炎的有效方法之一。尤其适用于年轻，生活方式活跃的病人。尽管有些人胫骨近端存在自然内翻角度，但是目前没有统一的确定数据证明内翻多少角度可以认为是"正常"。目前广为接受的观点是：病人存在内翻畸形，则会导致膝关节内侧间室异常压力增高，从而逐渐发展为膝关节内侧关节炎。如果人为地将下肢力线矫正，则将延缓和终止骨关节炎的进程。早期病例，下肢力线矫正不足或过度矫正是导致截骨术失败的主要原因之一。精确的截骨术前设计可以有效避免截骨术后的力线偏移，从而使截骨术可以发挥应有的疗效。

本章介绍的截骨术前计划，适用于畸形位于膝关节周围，不存在长骨的畸形或假关节的情况。

一、截骨术前设计的 X 线准备

截骨术前设计是以恢复下肢整体力线，或取得预期的目标下肢力线为基础的。因此，术前的 X 线片准备是非常重要的。标准的术前 X 线片需要准确的反映病人的下肢力线状态。

（一）取得膝关节中立位 X 线片

关注于中立位（中立位是指 0° 内旋外旋位置）的下肢全长 X 线片可以满足

截骨术前设计的要求。本章所指的中立位全长片是指膝关节中立位的全长片。膝关节中立位全长片需要满足的条件是：膝关节处于中立位。判断膝关节是否处于中立位要以髌骨作为标志，当髌骨朝前方时，膝关节是处于中立位置。与之相对应的是，要进行髋关节周围截骨术，则需要取得髋关节中立位的全长片，这时髋关节需要处于中立位；要进行踝关节周围截骨术，则需要取得踝关节中立位全长片，这时胫骨和足部要朝向正前方。这在股骨或胫骨存在扭转的情况下显得尤为重要（见图4-2-1，图4-2-2，图4-2-3）。

在一种情况下，髌骨朝前方也不能准确的反映膝关节处于中立位。这种情况就是：髌骨存在固定的脱位或半脱位。在这种情况下，我们就不能依靠髌骨来判断膝关节是否处于中立位置。这时，我们可以通过屈伸膝关节，来找到膝关节的屈伸活动轴线，X线的扫描平面应该与该轴线垂直（见图4-2-4）。

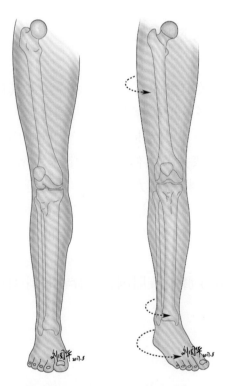

▶ 图 4-2-1　下肢旋转使得踝关节取得正位，为下肢的踝关节正位片

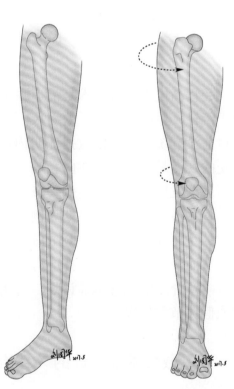

▶ 图 4-2-2　下肢旋转使得髌骨朝向前方，为膝关节正位的下肢全长片

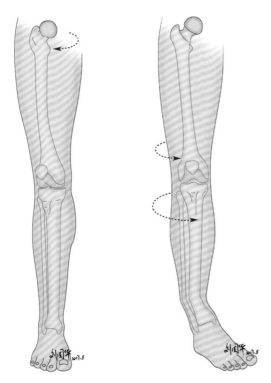

▶ **图 4-2-3**　下肢旋转使得髋关节取得正位，为髋关节正位的下肢全长片

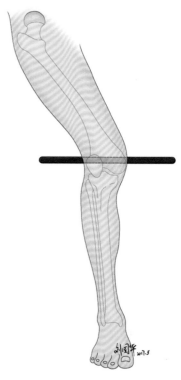

▶ **图 4-2-4**　髌骨脱位时反应膝关节正位

髌骨处于脱位状态，无法应用髌骨超前作为膝关节正位片的标志。此时应用通髁线平行地面作为膝关节正位的标志

（二）下肢全长片及替代方案

有些医院不具备拍摄下肢全长片的条件，或者在手术室中要进行拍摄确认时无法获得全长片，这时就要应用普通 X 线片替代下肢全长片。应用普通片子拍摄时，不建议多次拍摄后再进行拼接，因为拼接的缝隙和对位总会造成误差。正确的方法是，应用片盒的长度，分别拍摄包括髋关节和膝关节的股骨全长像，以及包括膝关节和踝关节的胫骨全长像。这样根据股骨远端外侧角，和胫骨近端内侧角就可以进行下肢力线分析。拍摄时需要注意以下几点：①膝关节要处于髌骨朝前的中立位；②X 线的中心要对准膝关节中心；③如果片盒长度不够可以对角线放置片盒（见图 4-2-5）。

（三）特殊情况下的 X 线拍摄

1. 存在膝关节韧带松弛或骨缺损　这时需要拍负重位全长片。负重位全长片最好是要求病人单腿站立，但是大多数病人无法完成这一动作并保持静止。

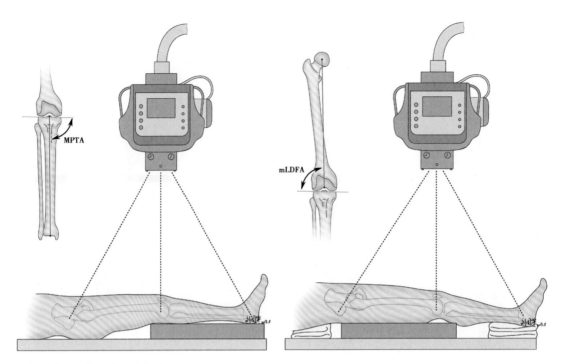

▶ **图 4-2-5**　普通 X 线片拍摄

应用普通 X 线来代替下肢全长片，病人保持髌骨朝前，X 线发射源正对膝关节中心。将片盒分别放置于小腿处（包含膝关节中心和踝关节中心）和大腿处（包含髋关节中心和膝关节中心）

一个替代的方案是，让病人双足站立在两个体重秤上，保持患肢完全负重，健侧肢体部分负重（10~15kg），可完成负重位全长片拍摄。

2. 存在明显的双下肢不等长　这时最好在较短的肢体侧垫上木块，调整至骨盆水平。这样可以防止病人因为短肢而采取代偿措施，如对侧膝关节屈曲、同侧踝关节跖屈、骨盆倾斜以及脊柱侧凸。这些代偿措施会使得双下肢负重不均衡，或者改变下肢的力线或长度。特殊的情况是：如果病人存在固定的脊柱侧凸，则下肢垫高的高度以病人感觉双下肢等长为标准，不必矫正至骨盆水平。

二、下肢畸形的力线分析

本章为膝关节周围截骨术，因此下肢畸形的力线分析仅限于膝关节周围，有关髋关节，踝关节以及骨干部位的力线分析在本章就不做赘述了。

下肢畸形的力线分析是进一步进行截骨术前设计的基础，虽然截骨术前设计的方法很多，各有优缺点，但是，下肢畸形的力线分析都是必需的。下肢畸形的力线分析需要明确以下几点：①是否存在下肢畸形；②下肢畸形来源于关节内还是关节外；③关节外畸形来源于股骨侧还是胫骨侧；④关节内畸形来源于韧带松弛还是骨及软骨缺损。本章将对以上四点的分析方法进行详细阐述。分析方法都是以下肢负重位中立位全长片为基础的。

（一）判断是否存在下肢畸形

1. 找到关节中心　要画出下肢机械轴就需要准确定义髋关节、膝关节以及踝关节中心。髋关节中心就是将股骨头近似于圆，其圆心就是髋关节中心，我们可以应用角度尺的量角仪部分来找到圆心（见图 4-2-6）。膝关节中心有不同的定义方法：股骨髁间窝的顶点，股骨内外髁的中点，胫骨髁间棘的中点，膝关节周围软组织的中点，以及胫骨平台的中点。Moreland 等（1987）对以上解剖点进行了比较，并未发现以上各点存在显著性差异（见图 4-2-7）。一般而言，

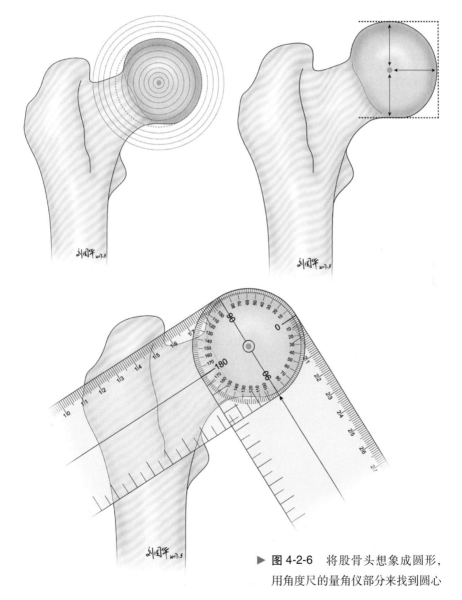

▶ 图 4-2-6　将股骨头想象成圆形，用角度尺的量角仪部分来找到圆心

应用股骨髁间窝顶点或胫骨髁间棘的中点最为快速，不用测量整个骨或软组织的宽度。类似的踝关节中心也有不同的标记方法：距骨的中点，胫腓骨在关节面水平的中点，踝关节周围软组织外边界的中点。三种方法没有显著差异，应用距骨中点或内外踝中点最为方便（见图 4-2-8）。

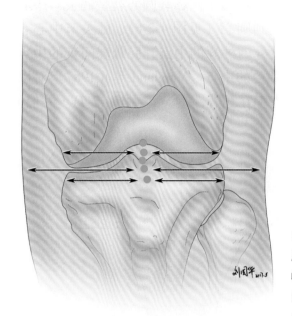

▶ 图 4-2-7　膝关节中心
胫骨平台的中心，皮肤的中心，髁间嵴的中心，股骨髁的中心和股骨滑车的中心基本重合，可以代表膝关节的中心

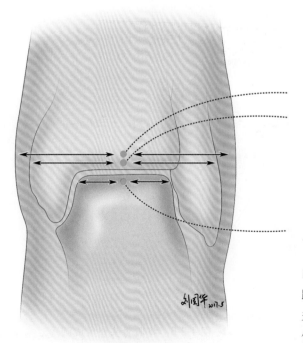

▶ 图 4-2-8　踝关节中心
距骨的中心，胫腓骨外缘的中心，踝关节周围皮肤的中心基本重合，可以代表踝关节的中心

2. 画出机械轴线 机械轴是指连接骨的远近端关节中心的直线。股骨机械轴就是股骨头中心与膝关节中心的连线；胫骨机械轴就是膝关节中心与踝关节中心的连线；下肢机械轴就是股骨头中心与踝关节中心的连线（见图4-2-9、图4-2-10、图4-2-11）。

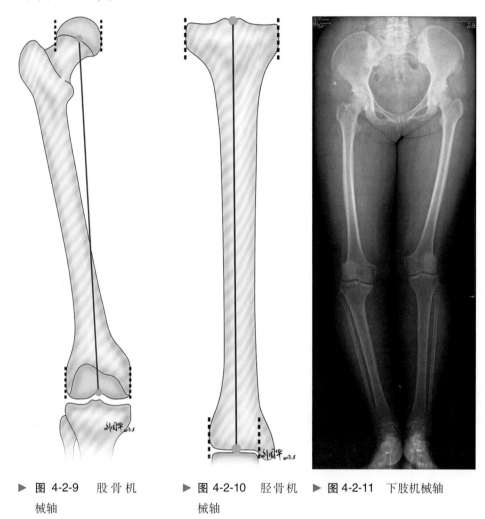

▶ 图 4-2-9 股骨机械轴　▶ 图 4-2-10 胫骨机械轴　▶ 图 4-2-11 下肢机械轴

3. 画出机械轴偏移距离以判断内外翻 以膝关节中心为起点，向下肢机械轴画垂线段。根据垂线段的长度以及偏向膝关节内侧或外侧来判断膝关节内外翻的程度。

一般而言，下肢机械轴位于膝关节中心内侧说明下肢力线内翻；下肢机械轴位于膝关节中心外侧说明下肢力线外翻。虽然大部分人膝关节中心位于髋关节中心以及踝关节中心的连线上，但是也有正常人的膝关节中心位于下肢力线的内侧。Moreland 等 1987 年测量 25 名正常志愿者的下肢力线，股骨与胫骨的机械轴夹角（胫股角）平均为 1.3°±2°内翻；Hsu 等 1990 年对 120 名志愿者的分析，股骨与胫骨的机械轴夹角（胫股角）平均为 1.2°±2.2°内翻；Glimet 等 1979 年对 50 名无症状 65 岁以上的法国女性进行研究，股骨与胫骨的机械轴夹角（胫股角）为 0°。机械轴偏移距离（mechanical axis deviation，MAD）目前也没有公认的标准值，一般而言，MAD 偏内侧大于 15mm，认为病人有严重内翻畸形；MAD 偏外侧大于 10mm，认为病人有严重的外翻畸形。

（二）判断下肢畸形的来源

判断关节内还是关节外畸形的前提，是知道下肢力线的正常角度。下肢力线是存在变异的，如上所述，股骨胫骨角在正常人也有可能存在轻度内翻。不同人群的股骨远端外侧角以及胫骨近端内侧角也存在一定的变异。我们在进行术前力线分析时，应该知道有类似的变异存在。同时，我们要应用这些角度的平均值来进行力线分析，尽管存在误差，但是也为我们的术前设计提供了可操作的可能。

我们需要知道以下几个数值：①股骨远端外侧角（lateral distal femoral angle，LDFA）：由股骨机械轴和股骨内外侧髁关节面的切线组成。正常值为 87°；②胫骨近端内侧角（medial proximal tibial angle，MPTA）：由胫骨机械轴和胫骨平台关节面切线组成。正常值为 87°；③关节线会聚角（joint line convergence angle，JLCA）：由股骨内外髁关节面切线和胫骨内外侧平台关节面切线组成。正常情况下两条关节面切线应该平行；④胫股角（tibial femoral angle，TFA）：股骨机械轴与胫骨机械轴的夹角。正常值为 0°（见图 4-2-12）。

根据以上正常值，我们可以判断病人的下肢畸形来自关节内还是关节外。如病人的胫骨角为 5°内翻，股骨远端外侧角（LDFA）为 87°，胫骨近端内侧角为（MPTA）82°，关节面会聚角（JLCA）为 0°，则可以判断出下肢内翻来自于关节外的胫骨内翻（图 4-2-13、图 4-2-14、图 4-2-15）。

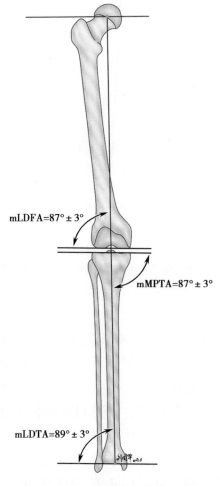

mLDFA=87°±3°

mMPTA=87°±3°

mLDTA=89°±3°

▶ 图 4-2-12 下肢力线的正常角度

（三）判断关节内畸形来源于韧带松弛还是骨及软骨缺损

如果关节汇聚角不为0°，则说明关节内存在畸形，对下肢力线的异常有贡献。如果经过关节面的切线为直线，则说明关节内的畸形主要由于韧带松弛造成；如果经过关节面的切线为折线，则说明关节内存在骨或软骨缺损（见图4-2-16）。

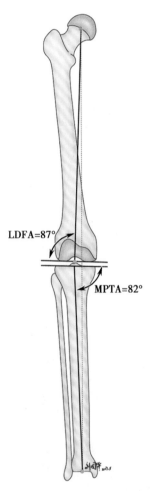

▶ 图 4-2-13 胫骨畸形
第一步，总体校准；第二步，股骨机械轴检查 LDFA；第三步，胫骨机械轴检查 MPTA；第四步，关节面连线检查 JLCA

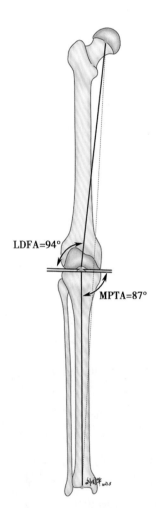

▶ 图 4-2-14 股骨畸形

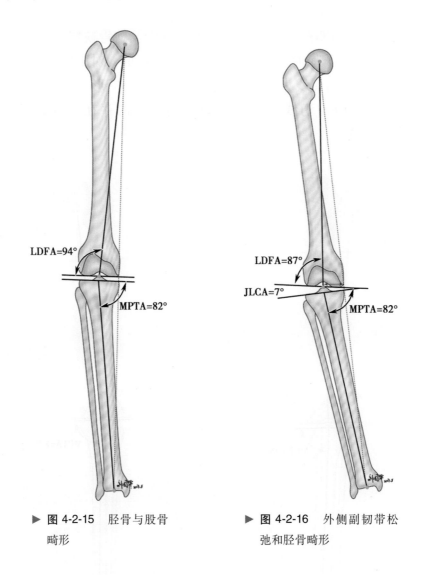

▶ 图 4-2-15　胫骨与股骨
畸形

▶ 图 4-2-16　外侧副韧带松
弛和胫骨畸形

三、膝关节周围截骨术需要考虑的几点问题

（一）目标力线的设定

膝关节周围截骨术的目标就是：通过改变膝关节力线，达到预防或治疗膝关节骨关节炎的目的。因此目标力线的设定就成为膝关节周围截骨术的关键。如果目标力线设定不佳就会影响截骨术的治疗效果。

描述目标力线的位置可以有以下几种表达方式：

1. 以膝关节中心点为 0，向内外侧分别以正负毫米数来描述。

2. Fujisawa 标记：膝关节中心为 0%，内外侧平台边缘分别为 100%。力线的偏移应用百分比表示。

3. 另外一种比例标记方法：将内侧平台的边缘标记为0%，外侧平台的边缘标记为100%。

生理情况下，下肢机械轴应该通过膝关节中心或略微偏内侧一点。但是力线良好的膝关节，应力的分布也是不均匀的，生理情况下60%的应力通过膝关节内侧间室，40%的应力通过膝关节外侧间室。因此，治疗内侧骨关节炎的病人，将力线调整至生理情况下是不够的。我们需要过度矫正力线，使得膝关节轻度外翻，才能将应力转移到外侧。目标力线的设定应根据骨关节炎的严重程度（图4-2-17），如果内侧间室软骨磨损1/3，应将力线设定在外侧平台的10%~15%；如果内侧间室软骨磨损2/3，力线设定在外侧平台的20%~25%；如果内侧软骨全层丢失，力线设定在外侧平台的30%~35%（表4-2-1）。

▶ 表4-2-1　根据骨关节炎的严重程度设计目标力线

残余软骨	设计力线
2/3	10%~15%
1/3	20%~25%
0	30%~35%

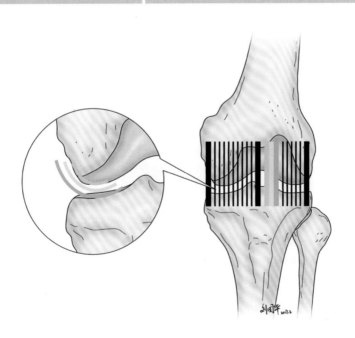

▶ 图4-2-17　根据骨关节炎的严重程度设计目标力线
根据内侧间室残余间隙厚度，对应调整目标力线。残余软骨间室越狭窄，目标力线越便外放置。图中不同深浅的蓝色线，代表对应的内侧间室残留间隙厚度和目标力线位置

对于力线外翻合并外侧间室磨损的病人，应根据外侧软骨的丢失程度，将目标力线放置在内侧 0~20%。由于内外侧间室应力分布本身就偏向内侧，过度矫正的程度不能像内翻膝那样设定。

如果病人术前仅仅存在下肢的关节外畸形，不存在膝关节骨性关节炎，那么目标力线就应该设定在正常生理的位置。对于这些病人，截骨术的目标力线应该设定在通过膝关节中心或略微偏内的位置。

（二）截骨合页的选择

现代膝关节周围截骨术，应体现不全截骨加锁定接骨板技术的特点，或保留合页的截骨内固定术。因此，合页位置的选择显得尤为重要。如果能够在截骨术中保留完整的合页，那么病人术后的截骨端稳定性将大大提高，骨愈合的速度也得到了保障。截骨的合页又可以分成骨性合页以及软组织合页。因此我们在选择合页位置时，不但要考虑骨性的因素，也要考虑软组织的因素。

1. 骨性合页的选择　要求骨质具有一定的柔韧性，又要具备一定的强度。因此，骨性合页最好选择在皮质骨和松质骨交界的区域。如胫骨内侧开放楔形截骨，合页应该选择在腓骨头的中上 1/3 水平，如果将腓骨头想象为一个戴着帽子的小人脸，那么截骨合页的位置就是指向小人的帽子（the hat of head）（图 4-2-18）。

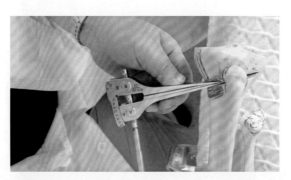

▶ 图 4-2-18　骨性合页的选择

图中骨模型已将胫腓骨分离，若以人脸比拟腓骨头，则可以头顶的帽子比拟腓骨头尖。合页应指向腓骨头尖，而非腓骨头。英文中可描述为：shoot the hat, not the head（击中帽子，而非头部）

股骨内侧闭合楔，合页位置应选择在股骨外侧髁的上方，股骨后髁影像的近端（图 4-2-19）。

2. 软组织合页的选择　要选择软组合比较坚韧，有坚强结构的部分。这样，即使骨性合页断裂，也有软组织合页可以起到维持骨折位置的作用。

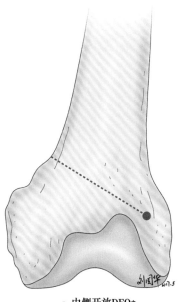

a. 内侧开放DFO*

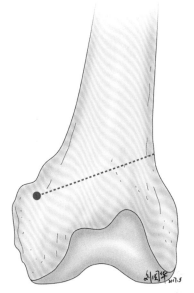

b. 外侧开放DFO*

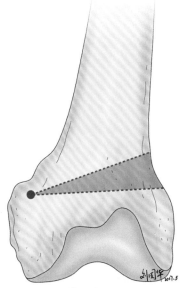

c. 外侧关闭DFO*

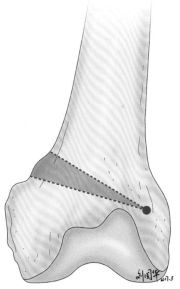

d. 内侧关闭DFO*

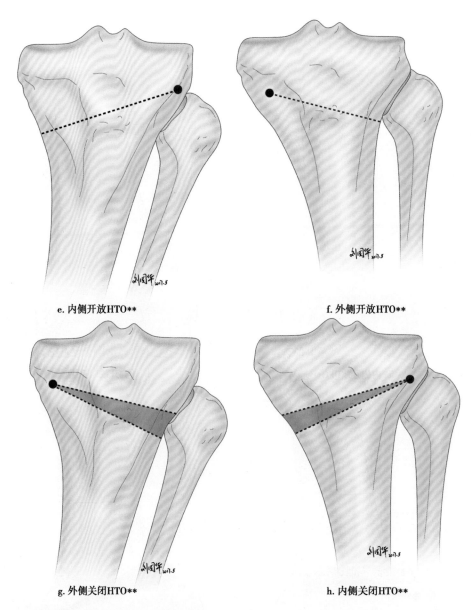

e. 内侧开放HTO**　　　　　　　　f. 外侧开放HTO**

g. 外侧关闭HTO**　　　　　　　　h. 内侧关闭HTO**

▶ 图 4-2-19　不同截骨方式的合页位置
股骨内侧闭合楔，合页位置应选择在股骨外侧髁的上方，股骨后髁影像的近端

　　理论上讲，截骨部位应该在畸形的顶点部位，如果远离了畸形顶点，那么在矫正畸形的同时，还会产生新的畸形。因此，上述膝关节周围截骨术的合页选择，适用于畸形顶点位于膝关节周围，骨的干骺端附近的畸形。如果畸形顶点远离膝关节周围，位于骨干部位，则不适合在膝关节周围选择合页。

（三）开放楔还是闭合楔的选择
　　开放楔和闭合楔各有优点和不足，需要根据实际情况进行选择。一般而言，开放楔形截骨术的优点包括：对于截骨角度的控制更容易，操作更简单，不会出现腓神经损伤的问题。缺陷包括：开放大于一定的度数（13°）需要植骨来促进愈合，存在延迟愈合不愈合的风险，截骨端相对不稳定。闭合楔形截骨术的优点包括：不需要植骨，截骨端稳定性高。缺陷包括：截骨角度准确性低，操作更复杂，可能损伤腓神经。同时，开放楔会使肢体相对延长，闭合楔会相对短缩肢体。开放楔如果同时矫正冠状位和矢状位的畸形则很难保留完整的合页，稳定性受到影响，但是角度控制会比较容易。闭合楔同时矫正冠状位和矢状位畸形时很难控制矫正的角度，但是稳定性会比较高。

在进行膝关节周围截骨术时，要根据病人的实际特点，术者的经验，选择最佳的方案。

四、膝关节周围截骨术前设计的具体步骤

（一）Miniaci 法

适应范围：①畸形有且只有一个，仅位于股骨或者胫骨；②畸形顶点位于膝关节周围的干骺端；③潜在的冠状位韧带松弛应在应用 Miniaci 法前给予判别。

优势：①测量精确：Miniaci 法是目前最准确的截骨手工测量方法，也是计算机进行术前测量的理论基础。②测量考虑的因素全面：考虑了目标力线，截骨合页的位置，截骨线的设定，截骨的种类（开放楔还是闭合楔）。

不足：①该方法要求必须有一侧骨是正常骨（无论是胫骨还是股骨）；②畸形顶点需要位于膝关节周围；③如果存在冠状位韧带松弛，则需要调整目标力线。

以胫骨近端内侧开放楔为例，Miniaci 法的具体操作步骤如下：

（1）找到股骨头中心，画出目标力线：本例病人仅存在胫骨近端的内翻畸形，股骨侧为正常骨，不存在韧带松弛，不存在软骨磨损。因此目标力线应从股骨头中心起，通过膝关节中心（见图 4-2-20）。

（2）确定合页的位置：本例病人要采用胫骨近端内侧开放楔。合页位于胫骨近端外侧，腓骨头的中上 1/3（the hat of head），大约在外侧平台下 15mm（见图 4-2-21）。

（3）连接合页与踝关节中心（见图 4-2-22）。

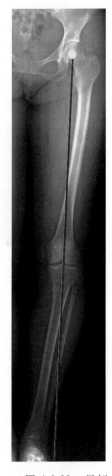

▶ 图 4-2-20　目标力线应从股骨头中心起，通过膝关节中心

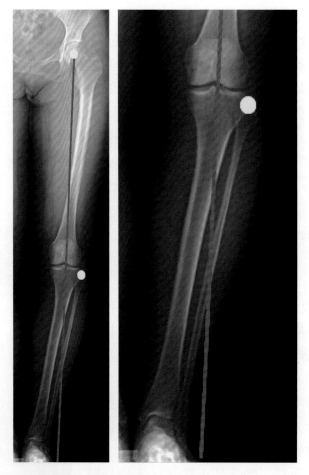

▶ 图 4-2-21　确定合页的位置

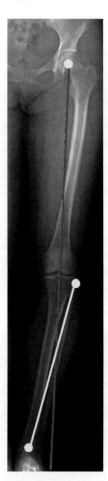

▶ 图 4-2-22　连接合页与踝关节中心

（4）以合页为旋转中心，以合页到踝关节中心的距离为半径进行旋转，直到踝关节中心与目标力线相重合。得到的旋转角度就是截骨需要开放的角度（见图 4-2-23）。

（5）画出截骨线的方向，根据截骨线的长度，通过 Hernigou 表格换算出截骨开放的距离（见图 4-2-24）。

以股骨远端内侧闭合楔为例，Miniaci 法的具体操作步骤如下：

（1）找到踝关节中心，画出目标力线：本例病人仅存在股骨远端外翻畸形，胫骨侧为正常骨，不存在韧带松弛，不存在软骨磨损。因此目标力线应从踝关节中心起，通过膝关节中心（见图 4-2-25）。

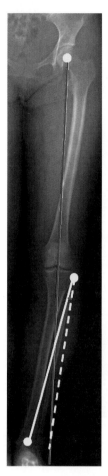

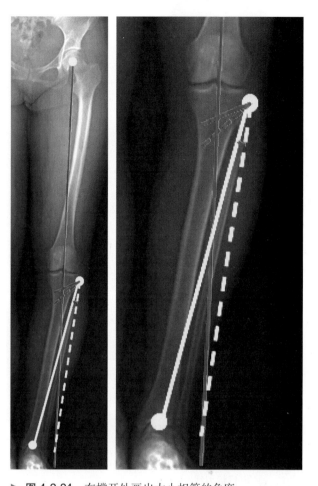

▶ 图 4-2-23　截骨需要开放的角度

具体步骤：①画髋关节中心；②设定目标力线；③画出合页；④画踝关节中心；⑤连接踝关节中心与合页形成线段；⑥以合页为中心，以线段为半径旋转，将踝关节中心与目标力线重合；⑦得到旋转力线

▶ 图 4-2-24　在撑开处画出大小相等的角度

由于可将截骨线以远部分的胫腓骨看作是一个刚性整体，则图中黄色线段转过的角度，应等于截骨处红色线段转过的角度。根据截骨处所画的角度可测量预计撑开的皮质骨处长度，这一长度可在术中测量以便作为撑开程度的参考

　　（2）确定合页的位置：本例病人要采用股骨远端闭合楔形截骨。合页位于股骨远端外侧，股骨外侧髁硬化线上方（见图4-2-26）。

　　（3）画出髋关节中心，连接合页与髋关节中心（见图4-2-27）。

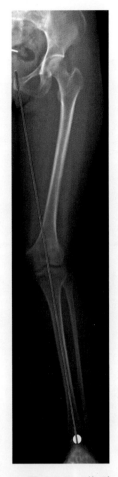 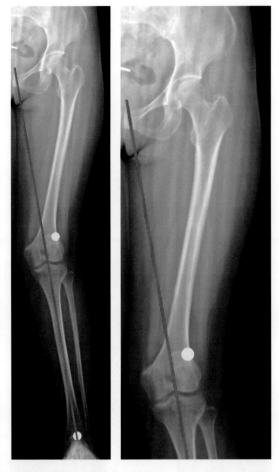

▶ 图 4-2-25 找到
踝关节中心，画
出目标力线

▶ 图 4-2-26 确定合页的位置

（4）以合页为旋转中心，以合页到髋关节中心的距离为半径，进行旋转，直到髋关节中心与目标力线相重合。所得到的旋转角度就是闭合楔形截骨的角度（见图 4-2-28）。

（5）以合页为起点向股骨内侧皮质做垂线段，以此垂线段为闭合楔的角平分线，画出截骨线的方向。根据截骨线的长度，以及 Hernigou 表格，计算出需要闭合的距离（见图 4-2-29）。

（二）截骨术前计划的 Dugdale 和 Noyes 法

优势：①术前计划简单；②术中可操作性强：如果进行闭合截骨，只需要将两次截骨的截骨线分别垂直于股骨侧和胫骨侧的目标力线即可。

不足：①畸形顶点必须靠近膝关节线；②角度测量粗糙；③如果两条截骨线分别垂直于股骨侧及胫骨侧力线，那么截骨后容易出现台阶，合页不容易保留。

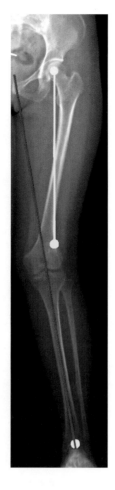

▶ 图 4-2-27　画出髋关节中心，连接合页与髋关节中心

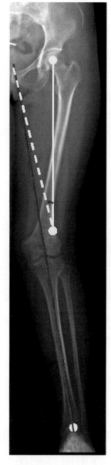

▶ 图 4-2-28　闭合楔形截骨的角度

具体步骤：①画踝关节中心；②设定目标力线；③画出合页；④画髋关节中心；⑤连接股骨头中心与合页形成线段；⑥以合页为中心，以线段为半径旋转，将股骨头中心与目标力线重合；⑦得到旋转角度

Noyes 法的具体操作步骤如下：

1. 设定目标力线需要通过的膝关节部位。如内翻膝病人具有较为严重的内侧间室磨损，目标力线设定在通过膝关节外侧平台的 Fujisawa 点（胫骨平台的 62.5% 处）。

2. 通过髋关节中心及 Fujisawa 点画出股骨侧目标力线；通过踝关节中心及 Fujisawa 点，画出胫骨侧目标力线。两条力线的成角就是截骨需要开放或者闭合的角度（图 4-2-30）。

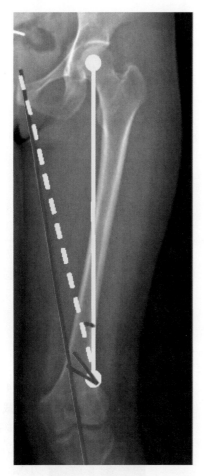

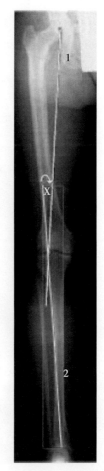

▶ 图 4-2-29　计算出需要闭合的
　　　　　　距离

▶ 图 4-2-30　截骨
　　　　　　需要开放或者闭
　　　　　　合的角度

（三）截骨术前计划的 Coventry 法

Coventry 法是根据股骨解剖轴进行术前设计，尤其适用于仅有局部 X 线片的情况。但是，这种术前计划是在假设股骨近端没有畸形，且股骨解剖轴和机械轴的夹角恒定的情况下进行设计。因此，不建议常规使用。

五、结论

良好的术前设计是膝关节周围截骨术取得良好效果的前提条件。要想做好术前设计，首先要取得位置良好的下肢全长片。Miniaci 法是目前手工测量最为准确的方法，建议大家使用。最后，作者想强调一下，术前设计是手术实施的蓝图，还需要术者在术中实践时不断的调整和完善。术前设计的结果可能会存在很多误差，但是术前设计的过程是锻炼术者思维，提高术者术中变通能力的法宝。

（柳　剑）

第三节　胫骨高位截骨术的手术技术和围术期管理

胫骨高位截骨术治疗单间室膝关节骨关节炎最早于 1965 年由 Coventry 报道，手术采用外侧闭合楔形截骨技术，将力线转移至相对正常的外侧间室，以减轻内侧间室负荷及膝关节疼痛，并延缓内侧间室的破坏，以推后或避免行膝关节置换。闭合楔形截骨术需从两个平面进行截骨，同时要行腓骨的短缩截骨，除了会导致肢体短缩，近 27% 的病人可能会出现神经并发症，且存在术中畸形矫正程度难于控制，以及术后胫骨近端解剖形态改变，增加晚期人工关节置换的手术难度等问题。由于闭合楔形截骨术存在这些缺点，开放楔形截骨技术逐渐得到重视。Hernigou 等于 1987 年报道了一组开放楔形胫骨高位截骨术（open wedge high tibia osteotomy，OWHTO）治疗内翻膝骨关节炎的长期随访研究，取得了令人振奋的结果。

对于膝内翻畸形，开放楔的截骨面起自胫骨干骺端内侧面，指向胫骨近端外侧上胫腓关节上缘水平，外侧骨质不完全截开，以保留骨性合页。然后自内侧截骨间隙逐步撑开，形成开放楔形的间隙。保留外侧的骨性合页可以避免截骨端移位。OWHTO 具有以下优点：技术简单，切口损伤小，畸形矫正精确，术中力线调整方便。由于膝关节内侧间室高应力传导，需要采取适当方法维持胫骨结构的稳定。考虑到石膏或其他固定方式的固定强度，以及骨与移植骨界面的骨吸收等因素，植骨块的作用和下肢力线很难维持。锁定加压接骨板的出现为胫骨高位截骨提供了新的固定选择，接骨板的锁定钉孔保证了螺钉的角度稳定，在骨折治疗方面的经验证实了此类接骨板具有更高稳定性，另外接骨板具有一定弹性，从而具有促进成骨的作用，减少了开放间隙植骨的需要。

（一）术前评估

OWHTO 的理想适应证是存在内翻畸形的膝关节内侧间室骨关节炎，合适的病人选择是 OWHTO 成功的关键因素。术前应评估病人年龄、职业、活动水平、既往膝关节手术史和手术期望值，同时完善体格检查，明确有无严重关节退变（≥Ahlback grade Ⅲ）、合并晚期髌股关节炎、屈伸活动范围≤90°、固定屈曲畸形≥15°、严重的膝关节不稳定（≥1cm lateral tibial thrust）和类风湿关节炎等影响手术效果的不利因素。术前的影像学检查包括双下肢负重全长片，膝关节负重正侧位片，髌骨切线位片，屈膝 30° Tunnel 位片和屈膝 45° Rosenburg 位片。内侧间室关节炎的严重程度和磨损情况可以通过正侧位片评估，髌骨高度可以在侧位片测量 Insall-Salvati，Blackburne-Peel 或 Caton-Deschamps 指数进行评估，而双下肢负重全长片可以评估下肢力线和肢体长度，是进行精确术前计划的基础（图 4-3-1）。

（二）手术技术

手术时病人置于平卧位，患肢上气囊止血带，C 形臂机置于术者对侧，充分暴露髋关节及踝关节以便于术中力线透视。自关节线水平至鹅足止点设计胫骨近端内侧纵行切口（图 4-3-2），长约 6~8cm，切开皮肤及皮下组织，显露鹅足止点，于其近侧用尖撬向后向远端牵开鹅足，切断或剥离内侧副韧带浅层远端纤维，暴露胫骨后缘（图 4-3-3）。于鹅足止点近端指向胫骨外缘上胫腓关节上缘水平打入 2 枚 2.0mm 克氏针，针尖刚好穿出对侧皮质，两针所成的平面应与胫骨近端关节面后倾一致（图 4-3-4）。自胫骨后缘至胫骨中前 1/3，紧贴两克氏针远端设计水平截骨面，然后在胫骨结节后方至胫骨中前 1/3，设计上行截骨面，与水平截骨面成 110° 左右夹角（图 4-3-5）。上行截骨面使得整个髌腱止点附着于远端胫骨，得以完整保留。除了不干扰髌腱的正常受力之外，截骨面的前方骨接触可以避免近端截骨块的向前滑移、倾斜和旋转，并促进骨愈合。

截骨时先用 0.5mm 厚的锯片平行胫骨干的后缘行上行截骨面截骨，对侧皮质截断。水平截骨面截骨通过 2 个 65mm 长，0.9mm 厚的锯片（宽窄各 1 个，带有刻度）完成；紧贴鹅足止点近端开始，沿克氏针方向于克氏针远端截骨，截骨深度约为克氏针深度减去 1cm，以保留 1cm 左右的外侧骨性合页。截骨过程中应持续盐水冲洗冷却锯片，以避免热损伤导致的骨坏死。随后通过叠层打入 2~6 把薄骨刀，缓慢撑开内侧截骨间隙至所需宽度。撑开过程应缓慢以保证外侧骨合页通过有限裂开逐步扩张，避免完全断裂。然后在后内侧截骨间隙的皮质之间置入撑开器替代叠层骨刀，并尽量使内固定靠近后内侧。内翻矫正所需的楔形开放宽度通过术前双下肢负重全长片测量决定，并在术中透视下确认矫正后下肢力线（图 4-3-6）。透视时将力线杆放在髋关节和踝关节中心点，有助于确认力线和膝关节的关系（应注意视差错误，保持下肢旋转一致）。

在间隙撑开过程中应注意胫骨后倾角的改变，后倾增加会影响膝关节屈伸活动，增加前交叉韧带张力，导致接骨板前置，并拉紧内侧韧带和肌肉。对于不需改变后倾的单纯内翻畸形纠正，应保持撑开前后胫骨后倾保持不变，具体方法是保持截骨张开间隙宽度后方大于前方。对于膝内翻合并膝关节伸直受限或前向不稳定的病人，需行外翻伸直截骨，以减小胫骨后倾（后倾不能小于0°），即张开间隙后方明显大于前方。而对于膝内翻合并后外侧不稳定或后交叉韧带功能不全的病人，需行外翻屈曲截骨，此时可用特殊的撑开器械使得张开间隙前方大于后方，以增大胫骨后倾。

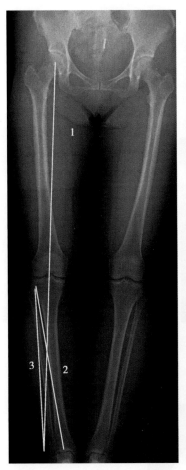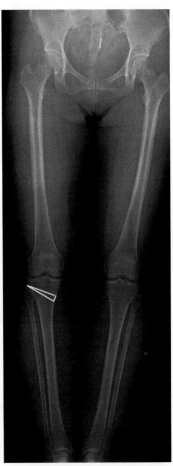

▶ **图 4-3-1 计划矫正角度与截骨的张开距离**
线 1 代表计划矫正的术后的力线，该线自股骨头中心经过胫骨平台宽度 60%~70% 的区域至踝关节水平；线 2 为连接截骨合页的顶点至踝关节的中心。以合页的顶点作为中心，线 2 的长度作为半径画一自踝关节中心的弧线与线 1 相交；线 3 将合页的顶点与该交点相连。第 2 与第 3 条线所成的夹角即计划矫正角度。以合页作为顶点，根据计划矫正角度在胫骨近端画出开放的楔形间隙，此三角形底边对应的内侧皮质高度即为截骨的张开距离

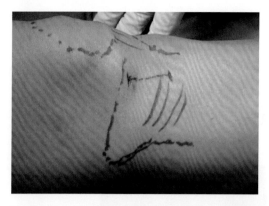

▶ 图 4-3-2 胫骨近端内侧纵行切口，起自关节线水平止于鹅足止点

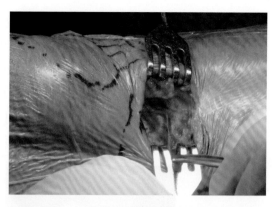

▶ 图 4-3-3 剥离内侧副韧带浅层纤维，暴露胫骨后缘

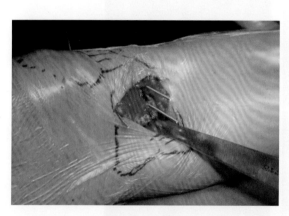

▶ 图 4-3-4 鹅足近端打入 2 枚导针，所成平面与胫骨后倾一致

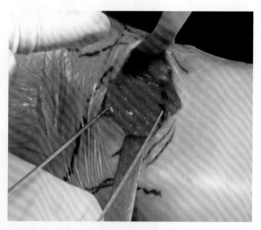

▶ 图 4-3-5 胫骨结节后方至胫骨中前 1/3，设计上行截骨面，与水平截骨面成 110°左右夹角

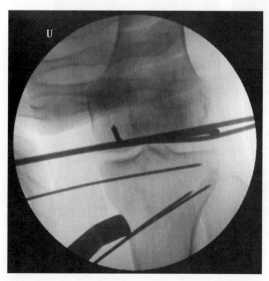

▶ 图 4-3-6 透视确认 2 枚导针所在平面与胫骨后倾一致

　　力线矫正满意后，插入 8 孔胫骨近端内侧 Tomofix 接骨板固定。Tomofix 接骨板在 Synthes 公司设计的锁定加压接骨板（locking compression plate，LCP）的基础上得到进一步发展，不仅具有角度稳定的特点，还具有保持接骨板或外侧合页预张力所需的弹性。根据 Wolff 定律，材料的弹性产生的机械刺激是促进截骨间隙的骨愈合的重要因素，研究也证实了这一点。接骨板为 T 形，近端为 3 个横向锁定孔加 1 个结合孔，4 枚螺钉固定近端。远端为 4 个纵向交错排列的结合孔用于固定远端。结合孔允许螺钉在拧紧时沿接骨板滑动从而实现截骨块的加压，并能使锁定钉与接骨板锁紧。接骨板长度为 115mm，形态与楔形开放 10°左右的胫骨近端形态相契合。近端 3 枚横向锁定螺钉与接骨板呈固定 4°角度，以确保螺钉不进入外侧间室关节间隙。近端 4 枚螺钉方向会聚，以支撑外侧合页。远端的锥形锁定孔既可单皮质锁定，也可使用双皮质锁定。应确保 4 个钉孔均可打入螺钉，以避免空的钉孔导致的应力集中和接骨板疲劳断裂。接骨板使用时，首先打入近端 3 枚锁定螺钉，再由远端第 1 孔垂直接骨板拧入 1 枚非锁定钉，使远端截骨块拉向接骨板贴紧，此时由于斜行截骨的特点，截骨远近端骨块贴紧，对外侧合页产生加压作用。这一加压作用即便是在合页断裂时，仍能起到帮助合页复位和稳定合页的作用。随后在远端各孔打入单皮质或双皮质锁定螺钉并锁紧。之后在近端结合孔斜向打入 1 枚锁定螺钉，此钉应尽可能长，以起到良好的支撑作用。最后将远端第 1 孔的非锁定钉更换为双皮质锁定螺钉（图 4-3-7，图 4-3-8，图 4-3-9）。

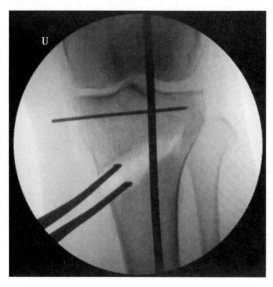

▶ 图 4-3-7　截骨间隙撑开后，透视下调整下肢力线至理想位置

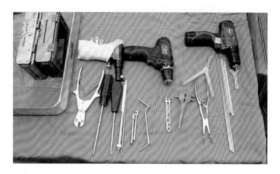

▶ 图 4-3-8　Tomofix 胫骨内侧接骨板及配套工具

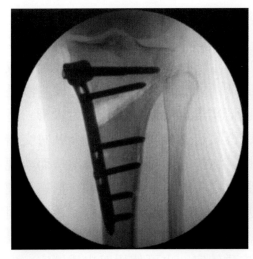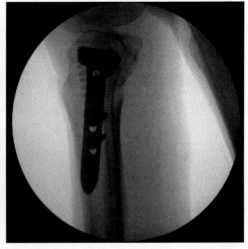

▶ 图 4-3-9 Tomofix 接骨板植入后正侧位片，可见接骨板位置及撑开间隙满意

需要时可以在张开间隙植骨或植入骨替代材料，但如果术中外侧合页保持完整，上行截骨面有良好骨接触，对于不超过 2cm 的间隙宽度，植骨并非必要。术中不建议在截骨间隙使用吸引器，以保留含骨细胞的血凝块，促进截骨间隙的愈合。

（三）术后管理

病人术后常规应用抗感染及抗凝治疗，于术后第 1 天开始功能锻炼，膝关节屈伸活动无限制，同时开始拄拐下地活动，患肢负重 15~20kg，并根据疼痛程度逐步增加负重。术后 6 周复查膝关节正侧位片，此时在楔形间隙外侧和上行截骨面应可观察到骨愈合征象，病人可开始完全负重。需要强调的是不应等截骨间隙骨重塑完成后再开始患肢完全负重和恢复正常生活，因为内侧间隙完全由新骨充填可能需要长达 1 年的时间。对于要求去除内固定的病人，接骨板取出手术应在术后 12~18 个月进行。

OWHTO 适用于合并膝内翻畸形的膝关节内侧间室骨关节炎，合适的病人选择，精确的术前设计，恰当的内固定类型和良好的手术技术是手术成功的关键。改变下肢力线，使内侧间室的负荷接近生理水平可以延缓过度负荷导致的关节面破坏进展，但力线过度外移会引起外侧间室的过度负荷，并有行走时双膝内侧碰撞的风险，因而建议内翻畸形进行一定程度的过度矫正，但不要超过 5°，力线外移不超过 Fujisawa 点。Tomofix 锁定加压接骨板具有角度稳定的特点，并有一定弹性，可以提供良好的截骨端稳定性，促进截骨愈合，在治疗单间室骨关节炎方面可获得满意效果。

（王兴山）

第四节　股骨内侧双平面闭合截骨治疗膝外翻

　　下肢机械轴在膝关节上的偏移会导致局部间室压力过大，从而引起膝关节关节炎。国人常见畸形为膝内翻，对此有很多相应的截骨术式。这些术式在人工关节大行其道的岁月里日渐消沉，但是随着人均寿命的延长和病人对膝关节生理功能要求的提高，截骨术又日趋复兴，尤其是随着手术技术的进步和锁定接骨板应用，近年来截骨术已经成为治疗膝关节骨性关节炎合并膝内翻的重要治疗手段。相较而言，膝外翻则相对少见，其原因多为股骨远端外侧髁上部位的发育不良，应用截骨术能够有效的对因处理。但如果病人合并重度关节炎需要行人工关节置换时，手术难度较为复杂。所以早期手术既能够解决行走时双膝关节碰撞的问题，也能够避免膝关节外侧间室和髌股关节过度负荷，导致关节炎。

　　施行股骨髁上内侧闭合截骨的膝外翻病人，需要术前拍双膝关节正侧位 X 线片以及双下肢全长片，并进行畸形分析：①根据下肢机械轴确定病人为膝外翻畸形；②股骨近端以及股骨干无畸形，股骨机械轴和股骨关节面外侧夹角（股骨远端外侧角）<87°，提示外翻畸形位于股骨远端；③胫骨无明确畸形，即机械轴上胫骨近端机械轴内侧角在 87°~90° 内；排除标准：膝外翻畸形在股骨以外（关节内，或者胫骨），或者股骨干股骨近端的病人。

　　对于股骨远端单一畸形的情况，术前设计可以采用 Miniaci 法，术前设计需要截除的骨量以及截骨方向。在全长片上连接踝关节中心和膝关节中心并向股骨头方向延伸为新的力线（图 4-4-1a）。截骨合页位置选择在股骨外侧髁轮廓的近端水平，距离骨皮质内约 5~10mm 处，而后以此点为圆心，将连接此点和股骨头的线段为半径做圆，该圆和新的力线交点就是截骨后的股骨头位置，股骨头和合页连接线段旋转的角度即为截骨度数（图 4-4-1b）。再以合页点为顶点，朝向股骨远端内侧皮质方向做等腰三角形，三角形顶角为刚才获得的截骨度数，底边长度即为需要截除的骨量。术中需要的参考参数为旋转中心位置，截骨度数和截除的骨量（图 4-4-1c）。

　　手术过程采用腰硬联合麻醉或全麻，病人平卧，患侧臀部抬高，保证下肢位于旋转中立位，同时 C 形臂机安置于患侧，保证能够透视清楚股骨头、踝关节中心以及膝关节周围，建议在手术前再次进行透视，确认术前全长 X 线片和

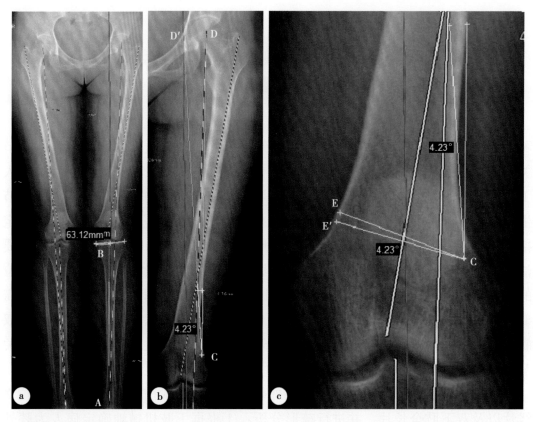

▶ 图 4-4-1　Miniaci 法

a. 术前双下肢全长 X 线片：取踝关节中心（A）和膝关节中心（B）向近端做射线 AB；b. 术前设计股骨部分放大：取外侧髁近端 5~10mm 处骨皮质内 10mm 点为合页位置（C），以 C 为圆心，C 点与股骨头中心（D）连线为半径做弧，弧线和射线 AB 交点为截骨后股骨头中心位置 D′，则∠D′CD 角度即为需要截除骨质的角度，本例为 4.23°；c. 术前设计髁上截骨部位：以 C 为顶点，∠D′CD 角度大小为顶角，朝向股骨内侧皮质做等腰三角形 ECE′，EE′间距即为截除楔形骨量宽度，EC，E′C 为术中导针朝向，EC/E′C 长度为截骨深度

术中力线情况一致。术者在患肢对侧操作，止血带下手术，扪及股骨髁以及股骨远端，取股骨远端内侧切口，显露到深筋膜，自股骨内髁表面打开深筋膜，向近端分离股内侧肌和大收肌之间的间隙，直达股骨远端内侧骨面。一把骨撬将股内侧肌拉向前方，股骨后方松解肌肉止点后置入另一把骨撬完成显露。先在透视下预计安放接骨板的位置并标记之。再根据术前设计方案打入 2 枚克氏针作为截骨定位导针，相当于术前设计获得的等腰三角形的两边。克氏针交汇于截骨合页点，即股骨外侧髁近端皮质内侧 5~10mm 处相交，两针间距为术前设计的截除骨量的大小，侧面观两针位置在股骨干前中 1/3 交界处，而后在股骨后方分别载置入与前两导针平行的克氏针作为截骨保护。以薄锯片先行股骨前方的水平截骨，直达对侧，而后在 4 枚导针间小心截除楔形骨块，最主要是

后方骨皮质，控制截骨深度，保护对侧合页，缓慢闭合截骨端，如合页太过坚强可以使用钻头钻孔。透视检查力线满意后植入股骨远端 Tomofix 接骨板固定截骨端，注意接骨板和骨干方向一致，避免接骨板一端翘起，离骨干太远而无法置钉。术中屈伸膝关节观察截骨端的稳定性，冲洗后松止血带充分止血，放置引流管后关闭缝合伤口（图 4-4-2~图 4-4-5）。

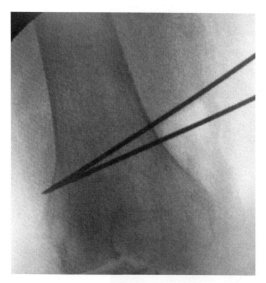

▶ 图 4-4-2　股骨髁上截骨术中透视图
2 枚导针方向，交汇于股骨外髁上 5~10mm、骨皮质下 5~10mm 处

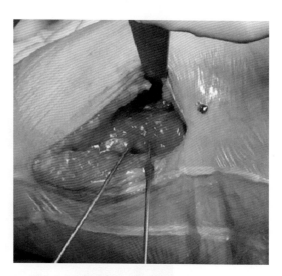

▶ 图 4-4-3　股骨髁上截骨术中大体像

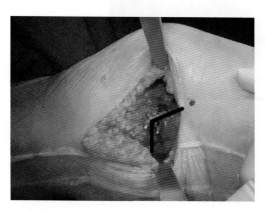

▶ 图 4-4-4　截骨处闭合前股骨远端的大体图，标记双平面截骨方向

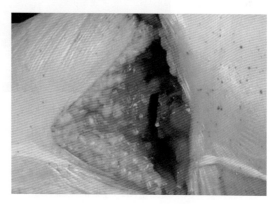

▶ 图 4-4-5　截骨完成后股骨远端的大体图，示准备关闭截骨处

术后处理：术后视引流量于 48 小时内拔出引流管，床上活动膝关节活动度以及股四头肌等长收缩练习肌力。单侧手术术后次日可以挂拐下地，外侧合页完

整以及内固定固定可靠则负重 15kg，双膝病人可床上活动但避免负重。术后 6 周复查拍片，截骨处初步愈合即可增加负重量行走，每周增加 10kg，扶拐保护，负重增加到体重量则拍片复查，截骨处完全愈合即可弃拐正常行走。内固定可于术后 1~2 年时取出。随访观察有无感染、症状性深静脉栓塞，定期拍 X 线片跟踪截骨愈合情况，有无延迟愈合和不愈合，有无畸形矫正丢失（图 4-4-6）。

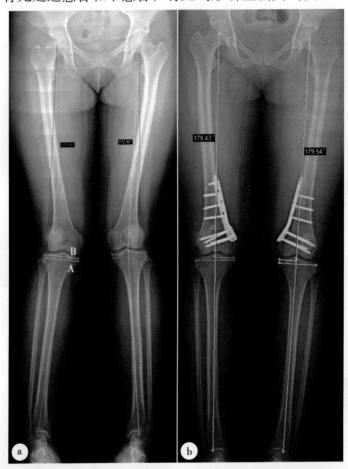

▶ 图 4-4-6　手术前后对比

a. 术前股骨胫骨机械轴夹角（mFTA）和机械轴在胫骨平台交点位置的 X 线测量图（A/B），可见机械轴通过胫骨平台外侧；b. 术后股骨胫骨机械轴夹角（mFTA）和机械轴在胫骨平台交点位置的 X 线测量图，可见机械轴通过胫骨平台中央

　　病人的截骨目标值为恢复正常下肢机械轴线，将外侧的过度负重转移到内侧，所以对于膝关节外翻畸形在股骨远端的病人，可以使用髁上截骨进行纠正。术前设计上可以使用测量畸形顶点的 CORA 方法、Miniaci 法，但是对于单一畸形来说 Miniaci 法更为方便。如果在胫骨侧或者关节内还有畸形，还需要进

行多处截骨来矫正，避免关节线的过度倾斜，减少关节软骨上的剪切力。因为关节软骨能够有效承担压应力，但是对于剪切力则耐受力不足。而且关节面的倾斜还会导致关节囊以及韧带的过度负重。Coventry 认为 10° 的倾斜是可以接受的，但是 Mayo 中心的研究认为最大的关节线倾斜不应超过 4°。

在 Edgerton 等的早期报道中，膝外翻股骨内侧闭合截骨的并发症非常高，假关节形成占 25%，21% 的病人发生畸形矫正丢失。Mathew 等研究中有 57% 病人发生各种并发症，包括 48% 病人需要麻醉下推拿来改善膝关节活动度，19% 病人发生不愈合或延迟愈合，10% 感染率，5% 固定失效。其原因与早期研究中难以获得良好的截骨端稳定性相关。为了增加截骨端的稳定性，可以从截骨端形态以及固定方式两部分来解决。本研究中为了获得骨性愈合而将截骨的合页位置选择在股骨远端干骺端松质骨部位，同时为了不对髌股关节面和髌上囊产生干扰而选择在前方做水平截骨，如此就可以将合页旋转点设在股骨外髁近端约 5~10mm 处，即离股骨胫股关节面的最近位置。股骨内侧的截骨点则参照合页点和截骨角度做等腰三角形，使得三角形的两腰长度相同，如此截骨端闭合后不会产生台阶，而且锯片和骨皮质基本垂直，不容易侧滑，操作也更为简便。这种双平面的截骨方式，还能够增加截骨端的内在稳定性。van Heerwaarden 的研究表明双平面截骨模式比单平面截骨的骨质接触面积更大，而且去除的楔形骨块体积也更小。实际上由于前方水平方向截骨线的存在也使得截骨端在冠状面上更为稳定，即使是外侧合页部分断裂也不容易发生截骨端的前后移位，使得术中操作更为安全便捷。Brinkman 等的生物力学研究证实了双平面比单平面截骨在轴向稳定性上的优势。截骨后应用锁定接骨板固定同样能够获得很好的稳定性，不易发生畸形矫正丢失，从而允许病人早期活动和负重。Edgerton 等以及 Mathew 等的研究中都是使用早期的角钢板固定，需要在截骨端充分加压才能获得初始稳定性。近年使用的锁定接骨板的角度稳定机制可以不用依赖接骨板和骨干间的静力摩擦来获得稳定性，术中操作简便，一定程度上也可以避免骨质愈合期间畸形矫正的丢失。Freilings 等的研究中，60 例病人使用了类似的双平面截骨和锁定接骨板技术，57 例顺利愈合，3 例由于延迟愈合或不愈合进行了翻修手术，所以应用锁定接骨板未必能完全解决愈合问题；Forkel 等的研究中也有 1 例（1/23）病人由于外侧合页断裂出现了畸形矫正丢失，需要行翻修手术，可能与术中外侧合页断裂以及病人大量吸烟史相关。本研究中使用了双平面不全截骨技术保持外侧合页完整性，辅以锁定接骨板固定，最终获得了良好的愈合率，没有畸形矫正丢失。

对于股骨外翻来说，外侧开放截骨也是一种可选的治疗方案，而且股骨外侧开放楔形截骨是够针对外侧髁发育不良的针对性治疗方案，其理论上优势还有只需要一刀截骨，术中角度调节方便，避免在股骨内侧血管神经束周围进行操作。但是开放截骨后需要靠内侧软组织合页连续性和接骨板固定强度来对抗股骨上承受的扭转应力，发生延迟愈合或不愈合的风险相对较高，研究中多建议病人术后2个月避免负重。Madelaine 等的研究中，29 例外侧开放截骨病人有 25 例术后获得了骨性愈合，1 例不愈合需手术处理，1 例延迟愈合未行手术，1 例早期固定失效，1 例因膝关节僵硬行 judet 松解术；而且外侧入路截骨后接骨板对外侧髂胫束的刺激较大。不过一旦骨质愈合，取出内固定后相关的刺激症状都能够消失，该研究中有 79%（23/29）的病人因内固定刺激需取出接骨板。总的来说，目前股骨外侧开放截骨的应用还相对较少。

虽然股骨内侧没有髂胫束这样的坚韧组织，但是股骨内侧 Tomofix 接骨板的远端前方容易在骨面上翘起，对于股骨前髁较小的病人尤为明显。Forkel 等研究中的发生率为 70%（16/23），不过症状在内固定取出后均能消失。

（顾建明）

参考文献

［1］Aydogdu S，Cullu E，Arac N，et al. Prolonged proneal nerve dysfunction after high tibial osteotomy：pre- and postoperative electrophysiological study［J］. Knee Surg Sports Traumatol Arthrosc，2000，8（5）：305-308.

［2］Rozbruch SR. Total knee arthroplasty following proximal tibial osteotomy. J Bone Joint Surg Am，2004，86-A（11）：2571；author reply，2571.

［3］Phillips CL，Silver DA，Schranz PJ，et al. The measurement of patellar height：a review of the methods of imaging［J］. J Bone Joint Surg Br，2010，92（8）：1045-1053.

［4］Floerkemeier S，Staubli AE，Schroeter S，et al. Outcome after high tibial open-wedge osteotomy：a retro-spective evaluation of 533 patients［J］. Knee Surg Sports Traumatol Arthrosc，2013，21（1）：170-180.

［5］Duivenvoorden T，Brouwer RW，Baan A，et al. Comparison of closing-wedge and opening-wedge high tibial osteotomy for medial compartment osteoarthritis of the knee：a randomized controlled trial with a six-year fol-low-up［J］. J Bone Joint Surg Am，2014，96（17）：1425-1432.

［6］Saragaglia D，Blaysat M，Inman D，et al. Outcome of opening wedge high tibial osteotomy augmented with a Biosorb® wedge and fixed with a plate and screws in 124 patients with a mean of ten years follow-up［J］. Int Orthop，2011，35（8）：1151-1156.

［7］Bode G，Von Heyden J，Pestka J，et al. Prospective 5-year survival rate data following open-wedge valgus high tibial osteotomy［J］. Knee Surg Sports Traumatol Arthrosc，2015，23（7）：1949-1955.

［8］Brinkman JM，Luites JW，Wymenga AB，et al. Early full weight bearing is safe in open-wedge high tibial osteotomy［J］. Acta Orthop，2010，81（2）：193-198.

［9］Kosashvili Y，Safir O，Gross A，et al. Distal femoral varus osteotomy for lateral osteoarthritis of the knee：a minimum ten-year follow-up［J］. Int Orthop，2010，34（2）：249-254.

［10］Forkel P，Achtnich A，Metzlaff S，et al. Midterm results following medial closed wedge distal femoral osteotomy stabilized with a locking internal fixation device [J]. Knee Surg Sports Traumatol Arthrosc，2015，23（7）：2061-2067.

[11] Van Heerwaarden R，Najfeld M，Brinkman M，et al. Wedge volume and osteotomy surface depend on surgical technique for distal femoral osteotomy [J]. Knee Surg Sports Traumatol Arthrosc，2013，21（1）：206-212.

[12] Jacobi M，Wahl P，Bouaicha S，et al. Distal femoral varus osteotomy：problems associated with the lateral open-wedge technique [J]. Arch Orthop Trauma Surg，2011，131（6）：725-728.

[13] Madelaine A，Lording T，Villa V，et al. The effect of lateral opening wedge distal femoral osteotomy on leg length [J]. Knee Surg Sports Traumatol Arthrosc，2016，24（3）：847-854.

第五章
单髁置换的外科技术

第一节　内侧单髁置换固定平台外科技术

全世界范围内，膝关节单髁置换术占整个膝关节置换术的比例在 0~50%，平均为 8%。相比于全膝关节置换术，膝关节单髁置换术具有几个非常明显的优点：保留了前、后交叉韧带，术后膝关节的运动学、功能和本体感觉更接近正常膝关节，活动度更大；保留了更多的骨量，如果将来需要翻修，通常可以转换成初次全膝关节置换术，翻修手术的难度明显降低；手术创伤小，出血少，术后康复快，住院日缩短；手术并发症少，病人满意度高。当然，膝关节单髁置换术不是部分全膝关节置换术，它有相应的手术原理、假体和工具，需要学习曲线。当代的单髁置换术多使用微创入路和工具，给学习和掌握这一手术带来了新的挑战。

（一）手术体位

病人平卧位。通常无需使用大腿托架。

（二）手术切口和入路

膝关节内侧单髁置换术通常采用膝前内侧小切口入路。屈膝 90°，皮肤切口从髌骨上极内侧至胫骨结节内侧（关节线下约 2~4cm 处）（图 5-1-1）。

髌旁内侧切开关节囊（图 5-1-2、视频 1、视频 2）。检查髌股关节和外侧胫股关节，检查交叉韧带，确认适合单髁置换术。

▶ 视频 1　内侧固定平台单髁切口及入路 1

▶ 视频 2　内侧固定平台单髁切口及入路 2

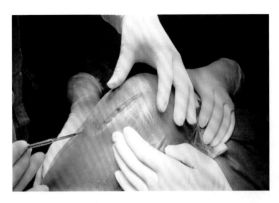

▶ 图 5-1-1　手术切口

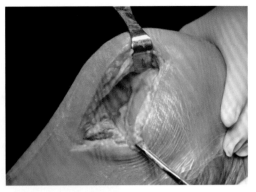

▶ 图 5-1-2　手术入路

（三）去除骨赘

用骨刀和咬骨钳去除胫骨平台和股骨髁内侧边缘的骨赘，注意避免做内侧软组织松解。此外还要仔细清理股骨髁间窝的骨赘（图 5-1-3）。去除股骨髁间窝的骨赘一方面消除骨赘对前交叉韧带的撞击、磨损，另一方面方便使用往复锯进行胫骨平台垂直截骨。

（四）胫骨平台截骨

胫骨平台截骨使用髓外定位。膝关节屈曲 90°位。安装胫骨截骨导向器（图 5-1-4），其目标是：冠状面上，截骨面垂直胫骨机械轴；矢状面上，截骨面后倾 5~7°。截骨厚度设定为胫骨内侧平台磨损面下 2~4mm。

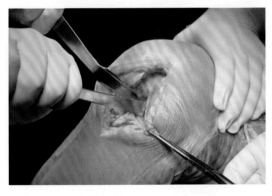

▶ 图 5-1-3　去除骨赘

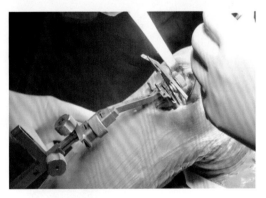

▶ 图 5-1-4　胫骨髓外定位

用往复锯做胫骨平台垂直截骨（图 5-1-5）。在内侧髁间嵴基底处沿胫骨前后方向垂直截骨（可以在伸膝位用克氏针标记前后方向），锯片指向股骨头方向。胫骨平台垂直截骨方向很重要，因其决定了胫骨假体的旋转位置，会影响股骨和胫骨假体屈伸过程中的旋转对合关系。注意不要损伤前交叉韧带止点；不要抬高往复锯手柄以免胫骨平台后部锯的过深。

用摆锯做胫骨平台水平截骨（图 5-1-6）。注意摆锯方向，避免偏向外侧损伤髁间骨质；注意用撬保护好侧副韧带。（视频 3、视频 4）

取出截下的胫骨平台（图 5-1-7）。

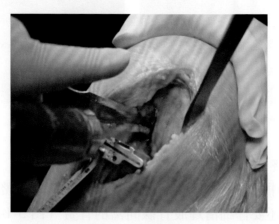

▶ 图 5-1-5　胫骨平台垂直截骨

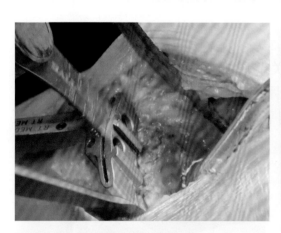

▶ 图 5-1-6　胫骨平台水平截骨

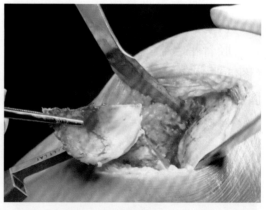

▶ 图 5-1-7　取出截下的胫骨平台

▶ 视频 3　内侧固定平台单髁胫骨截骨 1

▶ 视频 4　内侧固定平台单髁胫骨截骨 2

屈膝 90°位，使用最薄的间隙测块测试屈曲间隙。如果屈曲间隙紧张，重新安装截骨导向器行胫骨平台加截骨。

（五）股骨远端截骨

股骨远端截骨使用间隔垫块定位。膝关节伸直位。在内侧胫股关节间隙中插入间隔垫块（与屈曲位间隙测块厚度一致），使其平稳坐落于胫骨平台截骨面上并固定。使用下肢力线杆检查下肢力线，注意避免过度矫正（图 5-1-8）。

将股骨截骨导向器连接于间隔垫块上并固定于股骨髁，行股骨远端截骨（图 5-1-9、视频 5、视频 6）。为避免锯片损伤膝后血管，伸直位可以不锯透后部，待屈膝位补锯完成股骨远端截骨。

▶ **视频 5**　内侧固定平台单髁股骨远端截骨 1

▶ **视频 6**　内侧固定平台单髁股骨远端截骨 2

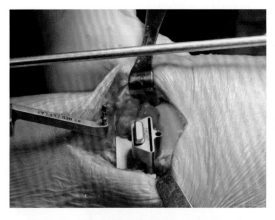
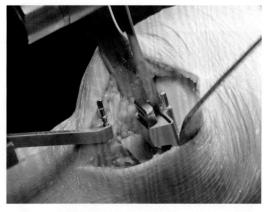

▶ **图 5-1-8**　股骨远端截骨定位

▶ **图 5-1-9**　股骨远端截骨

使用间隙测块测试伸直间隙（图 5-1-10）和屈曲间隙（图 5-1-11）。

（六）测量股骨假体尺寸

股骨截骨导向器的轮廓与假体的轮廓一致，可以用来测量假体尺寸（图 5-1-12）。注意截骨导向器与股骨远端截骨面贴附平整，截骨导向器脚部与股骨髁后部软骨面或骨面接触。为避免髌骨与股骨假体发生撞击，股骨截骨导向器前缘留出 2mm 骨面较为合适。股骨截骨导向器内外缘不要悬出。

（七）股骨斜面和后髁截骨

屈膝位，安放股骨截骨导向器于股骨远端截骨面上，使截骨导向器的弧度与股骨内侧髁弧度一致，内外不要悬出，屈膝位截骨导向器的后平面与胫骨平台截骨面平行。将股骨截骨导向器固定牢靠。用骨钻依次钻前固定柱孔、后固定柱孔。用摆锯行股骨斜面和后髁截骨（图5-1-13、视频7、视频8）。注意用撬和Z形拉钩保护好股骨髁周围组织。取下截骨导向器后，用摆锯、骨刀或咬骨钳修整截骨面，清除股骨髁边缘和后方骨赘，切除残余的半月板。

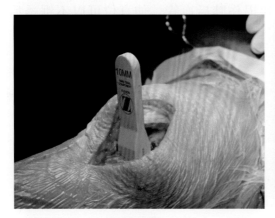

▶ 图 5-1-10　测试伸直间隙

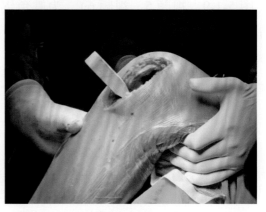

▶ 图 5-1-11　测试屈曲间隙

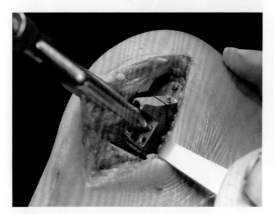

▶ 图 5-1-12　测量股骨假体尺寸

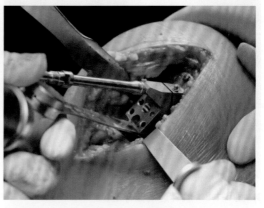

▶ 图 5-1-13　股骨斜面和后髁截骨

▶ 视频 7　内侧固定平台单髁股骨斜面和后髁截骨 1

▶ 视频 8　内侧固定平台单髁股骨斜面和后髁截骨 2

安装股骨假体试模，用间隙测块测试膝关节屈伸间隙和张力（图 5-1-14、视频 9、视频 10）。同时要观察膝关节屈伸过程中股骨假体与胫骨平台垂直截骨"墙"有无撞击，胫股关节有没有边缘负荷。

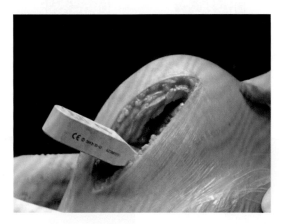

▶ 图 5-1-14　测试屈伸间隙和张力

▶ **视频 9**　内侧固定平台单髁测屈曲间隙同伸直间隙 1

▶ **视频 10**　内侧固定平台单髁测屈曲间隙同伸直间隙 2

（八）测量胫骨假体尺寸

用胫骨尺寸测定器测量胫骨假体尺寸（图 5-1-15）。注意测定器滑尺钩要钩住胫骨平台后缘，以便胫骨假体后缘与胫骨平台后缘齐平。检视胫骨尺寸测定器前方和侧面与胫骨平台的关系：胫骨假体最好不要悬出，同时也应避免假体过小（胫骨假体过小容易出现松动）。

（九）钻胫骨假体固定柱孔

为方便显露，可以适度外旋胫骨。安放胫骨基板模块于胫骨平台上并固定。用骨钻钻胫骨假体固定柱孔（图 5-1-16、视频 11、视频 12）。

（十）测试屈伸间隙

安装股骨假体试模和胫骨垫片试模。检查膝关节活动度、软组织张力和下肢力线。注意膝关节屈伸活动无受限，软组织张力不宜过紧，下肢力线不要过度纠正。

▶ 视频 11 内侧固定平台单髁钻胫骨假体固定柱孔 1

▶ 视频 12 内侧固定平台单髁钻胫骨假体固定柱孔 2

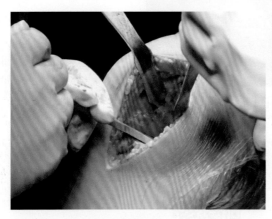

▶ 图 5-1-15 测量胫骨假体尺寸

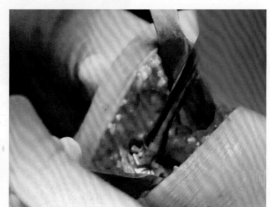

▶ 图 5-1-16 钻胫骨假体固定柱孔

（十一）安装假体

取下假体试模，在胫骨和股骨截骨面硬化区钻孔以加强骨水泥固定。脉冲冲洗骨床。

先安放胫骨假体。屈膝并适度外旋胫骨有助于显露。桩孔内填充骨水泥增强固定。为减少关节内尤其是假体后方残留骨水泥，胫骨平台后部骨水泥不要涂抹过多；安放胫骨假体时先压下假体后部，使骨水泥从后向前溢出。仔细清理假体后方骨水泥。再安放股骨假体和垫片试模。清理多余的骨水泥。等待骨水泥硬化。

最后取出垫片试模，安放聚乙烯垫片（图 5-1-17）。

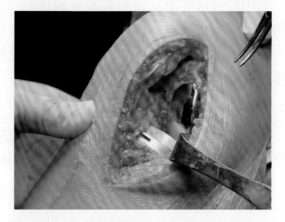

▶ 图 5-1-17 安装假体

（十二）关闭切口

松止血带止血，冲洗关节。逐层缝合关节囊、皮下组织和皮肤。无菌敷料包扎。

（唐杞衡　周一新）

第二节　内侧活动单髁置换外科技术

骨关节炎是一种常见的慢性关节病，多见于中老年人，好发于负重较大的膝关节。膝关节分为三个间室，分别为内侧间室、外侧间室、髌股间室。膝关节炎可以影响其中任何一个间室，但 1/3 病人早期病变仅局限于一个间室，其中 69% 发生在髌股间室，1/3 发生在内侧间室。单髁关节置换术（unicompartmental knee arthroplasty，UKA）是仅对病变间室进行表面置换，但目前主要是针对内侧髁置换。UKA 出现在 20 世纪 70 年代早期，因假体设计、病例选择、手术技术等问题，失败率较高。最近十多年来有了很大进展，Riddle 等人报道 1998~2005 年美国 UKA 数量平均每年增加 32.5%，置换数量由 6570 例迅速增加至 44 990 例。

（一）术前计划

Oxford 膝（Oxford UKA，OUKA）是目前市场上使用最久应用最广的活动单髁假体。股骨假体有五种型号，分别具有不同的曲率半径。每个股骨假体都有与之相匹配的半月板衬垫，半月板衬垫厚度由 3~9mm，共七个型号。每种尺寸的股骨假体，均独有一个股骨器械盘。这些托盘按颜色编码，每个托盘含一个型号的股骨假体及相匹配的半月板衬垫及相应操作器械。

除了必要的器械，专为 OUKA 设计的大腿支架和合适的锯片也非常重要。三种锯片：往复锯、摆锯、牙槽锯，专为 OUKA 设计，可以独立包装。往复锯、摆锯都有标记，引导医生准确截骨。牙槽锯有两片平行的牙齿样锯片。这种锯不单纯截骨，还能把中间残留骨去除。Microplasty 有两种胫骨模板。若准备安装骨水泥假体，则需要使用骨水泥模板和牙槽锯。外科医生若希望用非骨水泥假体或骨水泥假体，则需要使用非骨水泥模板和牙槽锯。三锯片的牙槽锯也有，但是对硬化骨，相比两锯片的牙槽锯，操作起来困难。

骨水泥和非骨水泥的操作技术基本一致，不同之处将会特别标明。

（二）股骨假体型号

在进行手术之前，股骨假体的型号可根据病人身高、性别来选择。手术时，可以根据股骨髁大小和胫骨假体大小进行适当调整。术前 X 线模板使用的越来越少。

（三）肢体摆放

患肢大腿上止血带，置于大腿支架上，使髋关节屈曲 40°左右，轻度外展，小腿自然下垂，悬垂时膝关节屈曲约 110°。膝关节所处位置必须能自由屈曲至少 135°。应注意大腿支撑器不能放置在腘窝处，因为这样会增加腘窝血管损伤的风险。我们单位喜欢平卧体位进行操作。

（四）手术入路

沿髌骨内侧缘顶点向关节线远端 3cm 处作内侧旁切口，远端止于胫骨结节中点。切口关节线以上占 2/3，关节线下占 1/3。外科医生在刚开始做 UKA 手术时，切口可以大一些，从髌骨上缘开始。辨清髌骨内侧边缘，沿髌骨及髌腱内侧缘切开关节囊，暴露髌骨前部。在关节囊上端加长切口，切口延伸约 1~2cm，进入股内侧肌。（视频 13、视频 14）

▶ 视频 13　内侧活动平台单髁切口及入路 1　　▶ 视频 14　内侧活动平台单髁切口及入路 2

切除部分髌下脂肪垫，去除内侧半月板前部的部分组织，暴露胫骨前部。

检查前交叉韧带（anterior cruciate ligament，ACL）、外侧间室、髌股关节。若发现前交叉韧带损伤，应用肌腱探钩拉一下检查韧带完整性，因为前交叉韧带功能缺失是单髁关节置换的手术禁忌，若发现前交叉韧带功能缺失，则须放弃单髁关节置换，改用全膝关节置换术。外侧间室内侧面软骨全层溃疡及髌股关节骨外露可以忽略不管。

（五）清理骨赘

股骨内髁内缘和髁间窝两边缘的大型骨赘，均需去除（视频 15、视频 16）。完全去除股骨髁间窝外侧缘及顶点处的骨赘，以避免 ACL 撞击，并一定程度上矫正固定屈曲畸形。后交叉韧带（posterior cruciate ligament，PCL）起点位于髁间窝前内侧，在这个地方去除骨赘时要务必小心，防止损伤 PCL。用 6mm 宽的窄骨凿，去除内侧副韧带（medial collateral ligament，MCL）下及股骨内髁后外方的骨赘（为下一步将锯片插入到髁间窝中准备足够的空间）。当去除股骨内侧髁后外方的骨赘后，骨凿应能直接伸入，屈曲90°指向股骨头。

▶ **视频 15** 内侧活动平台单髁去除股骨内缘骨赘 1

▶ **视频 16** 内侧活动平台单髁去除股骨内缘骨赘 2

内侧胫骨平台的骨赘不要去除，否则会损伤 MCL。这些骨赘在胫骨截骨时即可以去除。

胫骨前部的骨赘需要去除，因为它们影响胫骨截骨导向器的安放。另外，前方骨赘对 ACL 止点还有砧板效应，因此需要去除。

髌骨内侧缘大的骨赘需要去除，利于切口显露，但是髌骨关节面形态需要保留。如果髌骨不能向外半脱位，暴露困难，可以向近端关节囊或肌肉适当延长切口。

（六）胫骨截骨

屈膝110°，基于术前评估，插入恰当大小的股骨型号试勺测定。股骨试勺把手应该大致与股骨长轴平行。去除拉钩，摇晃股骨试勺感受韧带张力，应该在两个方向轻松晃动20°的角度。通常 1mm 厚的股骨试勺即可达到恰当的韧带张力，如果不行，可以更换厚一点的股骨试勺，直到内侧副韧带张力恢复。通过检查股骨试勺前方和硬化骨之间的关系，确认股骨假体大小。理想的是，恢复骨关节炎发生之前的状态，大约在软骨磨损后的表面之上多出3~5mm。一旦股骨试勺插入，可以插入自动拉钩，并锁定。插入组装式胫骨截骨向导，使导向器在两个平面上均与胫骨长轴平行。踝轭指向同侧髂前上棘。胫骨截骨向导自带7°后倾。安放 0 号截骨垫片。

股骨试勺、胫骨截骨向导和 G 形夹，连接一起使用，可以精确截骨。选择 3mm 号或 4mm 号 G 形夹，准确放置向导连接孔，连接股骨试勺和胫骨截骨向导。虽然有不同垫片供选择，以调整胫骨截骨高度，但是，常用的是 0 号。通常，3mm 号 G 形夹常与超小号、小号股骨配合使用，4mm 号 G 形夹可以用于其他所有型号的股骨。不过，医生在刚开始使用 OUKA 时，最好使用 4mm 号 G 形夹。

确保屈膝110°，调整胫骨截骨上端，使其表面正对硬化骨。向外侧推紧使其侧方缺口容纳髌腱。向下拉动控制杆，咬合凸轮，将三个部件锁定在一起，用大头钉通过中央孔或外侧孔将胫骨截骨向导固定在位。松开 G 形夹，并将其与股骨试勺一起取下。

（七）胫骨垂直截骨

分清内侧胫骨棘顶点。使用 OUKA 特制往复锯做胫骨垂直截骨，该往复锯锯片窄且硬，尾端圆钝，且有深度标记。靠近股骨内髁的外侧缘，将锯片插入髁间窝，截骨应位于前叉韧带边缘的内侧，以免损伤其纤维组织。锯片方向应指向髂前上棘或屈曲平面，助手负责定位。锯片必须到达胫骨平台后部，并略微超出一点。将锯片上的适当标识与前方骨皮质对齐即可确定胫骨锯相对胫骨平台的深度。垂直向下截骨直至胫骨截骨导向器的表面。锯片需要与导向器平行。锯的把手不能抬高，以免损伤胫骨后部骨皮质，增加胫骨平台骨折风险。

（八）胫骨水平截骨

在进行水平截骨前，移走胫骨截骨向导上的垫块，换上带有锯槽的 0 号垫块，插入一个 MCL 拉钩（又叫 Z 形拉钩或卷发样拉钩），确保 MCL 拉钩在胫骨与内侧副韧带之间，以保护内侧副韧带免受损伤。

用 OUKA 特制 12mm 宽的摆锯水平截骨胫骨平台，锯片上有锯深标识。要确保锯片沿着 MCL 拉钩将内侧胫骨平台完整切除，而不损伤 MCL。为切除后方骨皮质，加深截骨深度直到锯片上的适当标识与前方骨皮质对齐。胫骨平台截骨完成后，截骨片松动，若是不成功，可能还需要重复上述动作。取下截骨向导垫片，用一把宽的骨刀将截骨片撬起并去除，可能必要时用手术刀切断其后方附着的软组织，后方的骨赘需要骨刀去除。（视频 17、视频 18）

切除的胫骨平台，应该具有前内侧骨关节炎的典型病变特征：胫骨平台的前中部软骨及骨磨损，而后部软骨结构保存完好。胫骨平台边缘骨赘在截骨后仍连接在胫骨平台上。

▶ 视频 17　内侧活动平台单髁胫骨截骨 1

▶ 视频 18　内侧活动平台单髁胫骨截骨 2

胫骨平台切除后，将胫骨模块背面与胫骨平台截出的骨切面相贴，以选择合适宽度的胫骨假体。如果合适宽度的假体显得偏短，可以考虑向外侧移 2mm 重复进行垂直截骨，这样就可以使用更宽（且更长）的假体。

（九）股骨钻孔和力线

膝关节屈曲大约 45°，使用直径 4mm 钻在股骨上钻孔进入髓腔。5mm 开口锥扩大钻孔。所钻孔道位于股骨髁间窝前缘前方 1cm，与内侧壁在同一条线上，指向髂前上棘。

插入髓内定位杆，至定位杆肩部贴近骨面上。如果髓内定位杆不能插入，不能使用锤子打击，否则可能穿透皮质。这种情况下，可以扩大钻孔，就可以深入推进髓内定位杆。

然后，将膝关节屈曲到 110°。此操作必须轻柔，因为髌骨内缘紧贴髓内定位杆，后者可充当拉钩的作用。使用记号笔或电烧在内侧股骨髁中央划线。

再次确认股骨假体与胫骨假体相适配。插入合适的股骨钻孔向导，连接 4mm 号 G 形夹。如果股骨钻孔向导感觉太紧或不能插入，可以使用 3mm 号 G 形夹。如果仍紧，可用骨凿去除股骨后髁 1mm 关节软骨。这样就不需要再继续对胫骨进行重复截骨。

插入髓内连接杆连接髓内定位杆和股骨钻孔向导外侧孔。小锤轻击打入。该连接可以保证力线正确。若内外侧方向准确，即不需要调整。否则，需要调整。

在股骨髁中心线上钻一个直径 6mm 孔道，确保临近 6mm 孔的内外两侧距离相等。通过检查 6mm 孔是否位于先前画的中央线上来确认钻孔是否准确。检查内侧边缘是否悬出，该向导边缘即是假体边缘。若是偏内侧，需要将其向外移一些。

一旦股骨钻孔向导在中央放置好，分别钻 4mm 和 6mm 孔（视频 19、视频 20）。去除钻孔向导和连接杆。

▶ 视频 19　内侧
活动平台单髁股
骨钻孔 1

▶ 视频 20　内侧
活动平台单髁股
骨钻孔 2

（十）股骨截骨

将股骨后髁截骨向导插入股骨钻好的孔中并轻敲到底。注意不要敲击过猛导致偏斜。插入 MCL 拉钩保护 MCL。使用摆锯对股骨后髁进行截骨。锯片要稍向下压，保证它紧贴股骨后髁截骨向导。操作时必须小心，以免损伤内侧副韧带和前交叉韧带。

使用滑锤移除股骨后髁截骨向导，注意取出时与孔道方向一致，避免损坏钉孔。使用滑锤可能跟直觉不一致。把手向前推，锁住假体，滑锤向后拉，拔出假体。完全取出截骨片。（视频 21、视频 22）

此时，可以很好的进入膝关节后方并去除内侧半月板残留结构。去除内侧半月板时，需要残留一圈袖套样组织，以保护 MCL 免受胫骨假体损伤。半月板后角需要完全去除。

▶ 视频 21 内侧
活动平台单髁股
骨后髁截骨 1

▶ 视频 22 内侧
活动平台单髁股
骨后髁截骨 2

（十一）股骨髁的首次研磨

将 0 号的研磨栓插入到偏大的股骨钻孔中，并轻打至底，直至其颈领贴紧在股骨上。孔道底部及股骨髁表面双保险可保证其方向准确。

轻轻伸直膝关节，拉开软组织，将球形磨钻安在研磨栓上，继续深入切口直至锯齿贴在股骨上。小心勿带入软组织。当进行研磨时，需沿着股骨研磨栓的方向向前平稳的推进，但注意不要使研磨钻倾斜。持续研磨，直至球形研磨钻不能再向前推进为止。如果不知是否到底时，可继续研磨，不存在过度研磨的风险。（视频 23、视频 24）

移除磨钻和股骨研磨栓，修整股骨后髁球形研磨钻切割齿以外的骨组织。使用 12mm 骨凿从股骨磨钻后的切线方向去除边角的骨组织，而不要损伤股骨后髁平面截骨面。同样，还需要去除股骨后内侧残留骨赘。

（十二）测量屈曲间隙

插入胫骨试样模板，使用单柱股骨假体试模，使用股骨打击器与股骨轴线呈 45° 轻击到位。若可能，也可以使用双柱，但是不能完全伸直。屈膝 110°，使用间隙测量器仔细测量屈曲间隙。很罕见 3mm 间隙测量器都插不进去，此时则需要重复胫骨截骨，放上胫骨截骨向导，而不用垫片。韧带处于自然张力状态下，间隙测量器测量厚度才准确。此种这种情况下，使用示指和拇指把持间隙测量器，间隙测量器能容易的进出屈曲间隙，但不会发生倾斜。再次确认，插入厚 1mm 的间隙测量器感觉紧，而薄 1mm 的则感觉松。

▶ 视频 23 内侧
活动平台单髁股
骨首次研磨 1

▶ 视频 24 内侧
活动平台单髁股
骨首次研磨 2

（十三）测量伸直间隙

完成屈曲间隙测量（譬如 4mm），取出间隙测量器，伸直膝关节处于屈曲 20° 而不是完全伸直位时，测量伸直间隙。医生持住小腿，施加轻柔外翻力量检查 MCL 是否松弛。使用间隙测量器进行测量伸直间隙（譬如 1mm），伸直间隙通常小于或等于屈曲间隙。使用大一号或小一号的间隙测量器再次核实伸直间隙。若 1mm 的间隙测量器感觉紧或无法插入，则伸直间隙为 0mm。屈曲间隙减去伸直间隙即是需要进一步的截骨量（4mm−1mm＝3mm）。因此，对股骨远端进行 3mm 截骨。在初次研磨的基础上，应用数字编号 1~7（单位 mm）的研磨栓再进一步磨去股骨远端骨组织。这样 3 号研磨栓可去除 3mm。4 号研磨栓可去除 4mm，以此类推。如果，医生不确定需要截多少骨量，则最好小心操作，截骨宜少不宜多。

（十四）二次研磨

放入恰当的研磨栓，应用球形磨钻对股骨进一步截骨。应用骨凿去除研磨边缘的骨质。如果 6mm 周围出现一个研磨后的骨领，可以采用环形骨颈领去除器将其去除。再次插入股骨试样测量间隙。屈曲间隙应该保持不变。现在，伸直间隙应该等于屈曲间隙（视频 25、视频 26）。偶尔，伸直间隙仍小于屈曲间隙，则需要第三次研磨。

（十五）第三次研磨

屈曲间隙减去伸直间隙即是需要进一步的截骨量（譬如 1mm）。将第二次研磨的研磨栓型号（譬如 3mm）增加到需要的型号（譬如 4mm），进行第三次研磨截骨。放入恰当的研磨栓（例如 3），但不进行锤击，应用球形磨钻对股骨进一步截骨。由于中央小颈领已经磨除，此时研磨栓不会贴到骨面，但是孔道底可以作为参考。

▶ **视频 25** 内侧
活动平台单髁股
骨二次研磨至屈
伸平衡 1

▶ **视频 26** 内侧
活动平台单髁股
骨二次研磨至屈
伸平衡 2

（十六）防止撞击

安装防撞击向导在股骨髁，应用前方磨钻对前方进行截骨，修整出一个空间，以容纳膝关节完全伸直时半月板衬垫，而不发生撞击（视频27、视频28）。特别注意磨钻不要损伤胫骨和髌骨。在研磨开始前，确保其在位，研磨自然无阻挡。研磨时，沿栓柱方向轻推，不要倾斜，研磨到位至不能进一步推进。

▶ **视频 27** 内侧
活动平台单髁防
撞击处理 1

▶ **视频 28** 内侧
活动平台单髁防
撞击处理 2

保留防撞击向导在位，应用骨赘凿对股骨髁的后方进行修整去除后方骨赘。去除骨赘范围包括内侧、外侧、中央。取下引导器，使用骨凿清理后关节囊，并清除切下的骨赘。使用小手指触诊股骨髁远端，确保已切下所有骨赘。

插入胫骨试模、双柱股骨假体试模和恰当厚度的半月板衬垫试模。保持假体试模在位，在整个关节活动范围内屈伸膝关节，检查在完全伸直和屈曲位，骨与衬垫无撞击。若是屈曲位撞击，则呈开书样张开。这时，使用骨凿再次去除后方所有骨赘。

确保半月板衬垫没有撞击试模垂直壁。如果窄式手术刀插入衬垫和试模垂直壁之间，被衬垫夹住，应该考虑重新增加2mm外侧垂直截骨。

使用取出器和滑锤取出所有试模。

（十七）胫骨平台最后准备

插入合适型号的胫骨模板。为了确保选择型号合适，放置胫骨模板时模板后缘要与胫骨后方皮质对齐。将通用截骨钩穿过胫骨后方骨皮质有助于完成此步操作。胫骨模板应与胫骨内侧皮质对齐或稍悬出一点。如果悬出部分超过2mm，则应该使用小一号的胫骨组件。胫骨模板前方应与胫骨前侧皮质距离小于3mm。否则，需要重新进行垂直截骨，以使用大一号的胫骨组件。注意胫骨模板前缘位置。

向外侧用力将胫骨模板靠在垂直截骨面上，并予以固定钉固定保持位置不变。把持住固定钉，保证胫骨模板不再移动。将牙槽锯插入垂直槽前方进行截骨，截骨深度以锯刀贴到胫骨模板为准。向后推进锯的过程中，锯上下摆动。握住螺钉，感觉锯刀撞击截骨槽前后方时，可以确认截骨完成。在完成截骨后，取下胫骨模板，清理截骨面。

（十八）骨水泥与非骨水泥的不同

选择合适牙槽锯截骨。标准器械起初是为非骨水泥假体设计的，但目前骨水泥与非骨水泥都可以使用。在一些国家，非骨水泥假体未上市，因此仅使用骨水泥假体。

若骨水泥截骨完成，取出胫骨模板，应用刮勺和骨水泥龙骨锯片建立适合深度的龙骨槽。注意不要损伤前方和后方的骨皮质。比较安全的准备胫骨沟槽的办法是，用胫骨沟凿触及胫骨后侧骨皮质，然后向前移5mm，然后压入骨中再向前拉，来清空沟槽里的骨组织（视频29，视频30）。

▶ 视频29 内侧活动平台单髁骨水泥型胫骨骨床准备1

▶ 视频30 内侧活动平台单髁骨水泥型胫骨骨床准备2

如果使用非骨水泥锯，骨槽需要特别精确。然而，一些医生喜欢使用骨水泥固定，而把沟槽加宽。从长期结果看，骨槽需要与假体一致。

安装胫骨假体试样，用胫骨打击器将其轻轻打到底。确保胫骨假体试模直接贴紧在骨组织上，且它的后缘已达到胫骨后缘。否则，取出假体，使用恰当的胫骨沟凿挖出龙骨槽。

（十九）试模复位

插入胫骨和双柱股骨假体试模，使用合适的打击器将它们轻轻打击到底，确保它们完全到位。

插入所选厚度的半月板衬垫试模。半月板衬垫试模植入后，通过完全屈伸膝关节，判断膝关节稳定性及半月板衬垫试模的安全性，要确保半月板衬垫没有发生撞击现象。半月板衬垫合适的厚度是，将其插入后可使周围韧带恢复到自然张力状态，取出器使用时，可以前方抬起 2~3mm。另外，当膝关节受外翻应力时，关节间隙可张开 1~2mm。这个试验需要在屈膝 20°下进行。因为膝关节完全伸直时，后关节囊拉紧，半月板衬垫试模会被卡紧。

使用半月板取出器取出半月板衬垫试模。

（二十）固定假体

使用骨水泥钻，在股骨和胫骨表面，包括后髁面，钻出多个小孔，以使其粗糙面。使用脉压冲洗清理截骨面，并干燥。

1. 胫骨假体　将少量骨水泥涂于胫骨表面上，使其产生一薄层。植入胫骨假体并向下压，先压后部，然后再压前部，这样就可使多余的骨水泥从前部挤出。清除干净多余的骨水泥。

使用向右成角的胫骨打击器，用小锤轻敲胫骨假体打压器，从后向前，完成胫骨假体植入。确保胫骨假体下方无软组织嵌入。用骨水泥刮钩将胫骨假体边缘多余的骨水泥去除。屈膝 45°，置入股骨假体试模，并插入合适厚度的间隙测量器加压，等待骨水泥固化。在等待骨水泥固化时，保持膝关节屈曲 45°位和压迫状态。切勿完全伸直膝关节，因为该位置压力会使胫骨假体向前倾斜。

当骨水泥固化后，移除间隙测量器和股骨试模，并仔细寻找可能被挤出的骨水泥。沿胫骨关节面滑动平的塑料探针，以感觉胫骨假体边缘和后部是否存在残留骨水泥。

2. 股骨假体　第 2 次混合骨水泥，将骨水泥挤入股骨钻孔中，并将股骨假体的凹面涂满骨水泥。将股骨假体安入股骨髁，与股骨长轴呈 45°，用打击器打紧。用骨水泥刮钩将多余骨水泥从边缘去除。保持膝关节屈曲 45°位，放入适当厚度的间隙测量器并加压固定。在骨水泥固定时，如上述一样，不要完全屈伸膝关节，否则可能会使假体晃动导致假体松动。当骨水泥固化后，移去间隙测量器。清除假体内、外侧边缘挤出的骨水泥。无法直视股骨假体后缘，可以用一把弯曲的解剖钳对后缘进行探查。

有经验的医生可能希望一包骨水泥固定胫骨、股骨。只要后方不留骨水泥，操作起来顺利，这种方法可以接受。但应该使用工作时间长的骨水泥。助手需要帮助涂抹骨水泥。胫骨假体打压后，取出股骨试模和间隙测量器，取出胫骨假体周缘挤出的骨水泥。然后股骨固定，然后保持膝关节屈曲 45°位，放入适当厚度的间隙测量器并加压固定。

3. 非骨水泥假体固定

（1）假体打入：非骨水泥假体植入骨内，先进行胫骨植入。使用胫骨小锤打击，太重的锤子会导致骨折。把持胫骨假体压入胫骨，并打紧。小心将龙骨从前面放入龙骨槽。完全屈膝，这样打击器的上表面就平行于股骨后髁截骨面，因此也就增加了空间。与胫骨截骨面成一定角度打击，保证后方滑至胫骨后方，而软组织被挤走。当前方贴上骨面，向下打击到位。

待胫骨假体完全坐好，取下把持器。使用小血管钳探查，若有软组织卡入，必须完全清除。假体前后位可做微调。最后使用标准的胫骨打击器将胫骨假体打实。

若是胫骨假体坐不实，可能有 0.5mm 间隙，这可以接受，随时间可以沉下。试着用大锤将它消除，反而可能导致骨折。

使用标准股骨打击器将股骨打击到位，要保持与主柱方向一致。务必要使用小锤，大锤容易导致骨折。再次检查两个假体都坐实。

（2）半月板衬垫植入：使用间隙测量器再次评估间隙。插入半月板试模，前缘应该能轻微抬起，若能抬起 2～3mm 为大小正合适。偶尔，由于骨水泥使用后间隙变小，需要使用小号假体。选择合适半月板衬垫，常规闭合手术切口。

（刘朝晖）

第三节　外侧间室单髁置换

一、引言

成年人退行性关节疾病常见，膝关节骨关节炎发病率在 4.9%～16.7%。尽管很难给出确切数据，但在美国，成年人骨关节炎发生率却在增加。退变可累及膝关节多个间室，也可只累及一个间室。Laskin 报道，他的病人有不足 12% 的比例是单间室疾病，且适合行单髁关节置换手术。另外，外侧单间室骨关节炎非常少见，在骨科文献中也很少有人重视。单髁膝关节骨性关节炎通常影响膝内侧室，但有 10% 主要涉及外侧室。Scott 报道在所有膝关节置换中，外侧间室单髁关节置换不足 1%。尽管外侧间室骨关节炎发病率不高，但随着年龄增加和人们活动量增加，外科医生所面对的需要处理的外侧间室关节炎增加。外侧间室关节炎的非关节置换治疗方案，包括保守支具治疗、关节镜清理术、股骨截骨。关节置换选项，包括单间室关节置换术（unicompartmental knee arthroplasty，UKA）或全膝关节关节置换术（total knee arthroplasty，TKA）。正因如此，外侧间室单髁关节置换提供了一个不错的选择。最初，内髁和外髁置换采用相同的假体，外髁置换的结果令人失望，脱位率达到10%。高脱位率的原因是在屈曲时外侧副韧带是松弛的。相反，在所有屈曲角度时内侧副韧带都是紧张的。这些年来，外侧单髁置换的假体及手术技术不断改进，稳定地改善了结果。目前的假体采用了凸起的胫骨平台和双凹面的垫片，采用外侧髌旁入路，将脱位率降低到一个可接受的水平，尽管脱位率仍比内侧置换高。外侧间室置换不常见，只有内侧单髁置换的10%～15%。

导致外侧间室关节炎的原因可能是多方面的。外翻畸形、遗传、外伤、半月板病变等都与之有关。病人常诉膝关节外侧疼痛，常有局限于外侧间室的机械症状。与其他膝关节退变相似，需要对其进行体格检查。股骨外侧髁远端和关节间隙常有压痛。随着疾病进展，常出现外翻畸形，术前需要全面检查，以排除退变累及髌股关节间室或内侧关节间室。另外，韧带稳定，外翻畸形在被动作用下可以矫正。影像学摄片须包括双下肢负重全长正位X线、屈膝45°负重后前位X线、侧位X线和髌骨切位X线。

对不熟悉牛津单髁置换的外科医生，在外侧间室置换时最好使用固定负载假体而不是活动负载型。对关节炎较轻，外翻畸形的年轻病人，避免人工膝关节置换术的股骨截骨比较合适。然而，对于Ahlback 2级或更严重的骨关节炎病人，只有有限的功能结果可以预期。此外，由于以前的皮肤切口和内置物取出，股骨截骨术后的全膝关节置换是相对复杂的，而且功能不很好。

自20世纪70年代以来，膝关节内外侧单髁置换开始出现。对只有一个间室病变的病人，内侧或外侧UKA相比于全膝关节置换术可以提供更快的恢复。此外，它保留骨量和可以"轻松"的用TKA翻修。技术的改进，结合严格的病人选择，90%以上假体可以获得10年的生存率。然而，由于较低的数量以及外侧的功能解剖特点，外侧UKA技术比内侧UKA更挑战。

二、术前准备

（一）体检标准

在临床检查的膝关节考虑外侧UKA评估膝关节运动范围是必要的，我们需要一个至少 100° 的屈曲度，没有伸展滞缺，没有膝前疼痛。在冠状面和矢状面上应仔细评估关节的稳定性。评估前交叉韧带（anterior cruciate ligament，ACL）应谨慎进行，由于疼痛和肿胀，轴移试验可能是有限的。膝关节内翻应力试验时，外翻畸形应基本矫正。

（二）成像

影像学系统分析包括膝关节前后（AP）和侧位 X 线片，全长双足和单足站立像，内翻和外翻应力位片，并在屈膝 45° 的髌骨切位像。根据 Kozin 等人的早期描述，UKA 应限于那些与术前下肢外翻畸形<15° 的病人。然而，在我们的经验中，最重要的因素不是畸形的程度，而是畸形是否可被矫正。内翻和外翻应力位片在仰卧位使用。该片对评估在非手术间室的关节软骨全层损失的存在是绝对必要的。关节周围骨赘的存在不是一个外侧 UKA 的绝对禁忌证。磁共振成像可以确定 ACL 的结构状态。

（三）适应证

对外侧间室关节炎，外科医生应根据病人特点和需要而选择治疗方案。其治疗方案包括：保守治疗、截骨术、全膝关节置换或单髁关节置换。外侧间室单髁关节置换适应证为外侧单间室退变，症状局限于外侧间室，韧带功能完整，外翻畸形可被动矫正。

（四）禁忌证

外侧间室单髁关节置换禁忌证，包括内侧间室或髌股关节间室退变，炎性关节病，前交叉韧带或其他韧带功能不完整，固定外翻畸形，或外翻畸形>10°，屈曲<90°，屈曲挛缩>10°，或病人无法适应关节置换术后生活方式。

（五）病人的期望

外侧关节炎通常比内侧关节炎耐受性更长一段时间。因此，重要的是理解为什么病人要做外侧 UKA，如果他们都是年轻和活跃的，如果主要动机是回归高水平的体育活动，那么外侧 UKA 不是合适的解决方案。顽固性疼痛和强烈的限制日常活动是已证明的唯一手术原因。特别是对年轻和活跃的病人。

一个外侧 UKA 病人应做好物理心理康复准备。物理康复准备包括维持一系列的运动来限制风险，防止术后膝关节挛缩症并为病人做准备术后康复计划。此外，增强股四头肌和腘绳肌的力量是必要的。一旦决定手术。

术前应将术后的可能情况与病人交待，使他们有较客观实际的期待值。

（六）讨论

与全膝关节置换相比，单髁关节置换术后恢复快，住院时间短，死亡率低，关节功能改善，步态佳，保存骨量，将来翻修为全膝关节置换时相对容易。大量文献研究表明，内侧间室单髁关节置换效果满意。由于内侧间室与外侧间室在解剖和生物学方面有很大不同，上述数据不能完全推演至外侧间室单髁关节置换。外侧间室单髁关节置换报道数量有限。Mammor 第一个讨论了外侧间室单髁关节置换，其报告 14 例中有 11 例结果良好。Ohdera 等人报道 18 例病人随访 5 年以上的结果，其中 16 例结果良好。Ashraf 等人报道 88 例外侧间室单髁关节置换，平均随访 9 年，结果外侧间室单髁关节置换与内侧间室单髁关节置换结果相似。Pennington 等人报道 29 例外侧间室单髁关节置换随访 12 年以上，HSS 评分明显提高，没有翻修病例发生。早中期临床数据提示目前外侧间室单髁关节置换效果满意。如其他任何手术一样，严格把握手术适应证，精湛的手术技术，会影响手术结果。

三、手术器械与入路

（一）器械

我们使用的是与全膝关节置换相同的手术室设备。病人平卧，在术侧髋部放置一软垫，床上放一脚垫或沙袋，容许膝屈曲 90° 以上。也有人使用下肢固定架将足悬垂以方便屈曲更大度数。大腿近端上止血带，做下肢准备并悬垂，方便外科医生控制下肢。应用止血带可提高骨水泥固定效果，并改进视野。假体不同，手术器械会相应不同。术前备好全膝关节置换系统，以防术中发现内侧或髌股关节间室退变，需要转为全膝关节置换的可能。类似的是，术前谈话应包括转为全膝关节置换术的可能。其他需准备的是特殊拉钩，我们喜欢使用一个通过滑车的髁间窝拉钩，保护髌股关节间室。入路不同，器械选择不同。

（二）入路

外侧间室手术可采用外侧斜切口入路，延至胫骨结节外侧缘，髌韧带旁平行延伸。改良的髌旁外侧入路切开关节囊。有人对此持有异议，认为若万一术中转为全膝关节置换，则增加了手术难度，以后翻修手术困难也会增加。Sah 和 Scott 报道讨论了该问题，描述了应用内侧髌旁入路进行外侧间室单髁关节置换。从另一角度来说，外侧髌旁入路是可以成功进行手术，术中及术后翻修都没带来麻烦，外侧入路可提供良好的视野以显露手术结构，减少软组织牵拉伤。

切口起自髌骨上极，止于胫骨结节外侧。切口长度以允许足够显露为宜，皮下不宜过度剥离，切开皮肤及皮下脂肪，沿髌腱外侧缘切开外侧支持带。去除部分髌下脂肪垫，以利于显露，并利于判断胫骨旋转。胫骨平台外侧缘充分暴露，拉钩放于胫骨 Gerdy 结节上方拉开髂胫束。膝关节被动屈伸，以方便观察其他间室，再次证实为外侧间室疾病。去除股骨和胫骨外侧骨赘。放置一髌骨拉钩，观察前交叉韧带并证实其完整。切除外侧半月板，放置外侧 Z 形拉钩保护髂胫束和外侧韧带、关节囊。

四、手术技术

假体系统不同，操作方法不同，但总原则是相同的。由于聚乙烯垫的脱位风险高，外侧间室置换要避免使用活动半月板假体。股骨远端及胫骨近端截骨的最终目标是允许假体能矫正外翻畸形，但不可过度矫形，使内侧间室和外侧副韧带应力过大，这样可能会导致内侧间室的过度磨损。按胫骨为先的原则，使用髓外力线杆进行胫骨截骨，并允许胫骨假体植入。由于外侧间室有更大活动度，外侧间室应比内侧间室单髁关节置换的屈伸间隙稍大些。冠状面上，应与胫骨机械轴线相匹配；矢状面上应有一定后倾。然后进行矢状面垂直截骨，锯片垂直于截骨模块。此次截骨应沿股骨外侧髁的内缘，轻微内旋，以适应股骨和胫骨完全伸直时由于"锁-扣"机制导致的旋转。小心操作，避免损伤前交叉韧带胫骨附着点。垂直截骨锯片可留在原处防止损伤前交叉韧带胫骨附着点，标准截骨锯片配合截骨模块完成胫骨水平截骨。胫骨截骨骨块可辅助确定胫骨假体大小。由于外侧胫骨平台的形态特点，外侧间室胫骨截骨块比内侧间室要偏短、偏宽。

通过特殊器械进行股骨远端截骨以获取屈伸间隙平衡。股骨远端和后髁截骨对调整关节间隙非常重要，尤其是股骨远端。完成屈曲间隙测量，伸直间隙应能保证放入同样大小的试模。与内侧间室单髁关节置换相比，外侧间室单髁关节置换要感觉稍松些。我们采用胫骨截骨面系统辅助进行平衡伸直力线。股骨远端截骨完成后，应用"二合一"截骨模块进行股骨后髁截骨，截后方斜面，去除后方骨赘及残余半月板。选择合适大小的股骨试模，大小以能覆盖截骨面为宜，前方不宜超出很多，因为其会增加髌骨与假体关节面不匹配的风险。同样方法测量胫骨假体大小，并放入试模。屈伸膝关节应自然，无松弛或太紧。分别在完全伸直位、屈曲30°、中度屈曲、完全屈曲状态检查关节稳定性。矢状面上关节稳定性也很重要。检查膝关节的运动和稳定性时，应去除拉钩以保证韧带处于正常张力状态（图5-3-1~图5-3-4）。

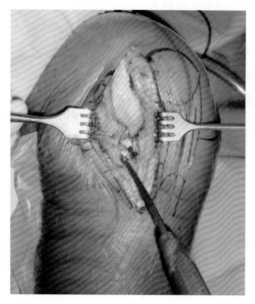

▶ 图5-3-1 切口暴露

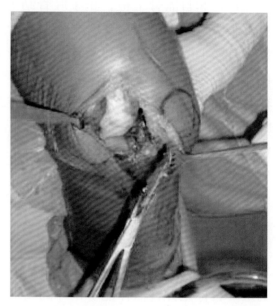

▶ 图5-3-2 胫骨截骨

胫骨水平截骨垂直力线，纵截骨沿股骨外侧髁的内缘

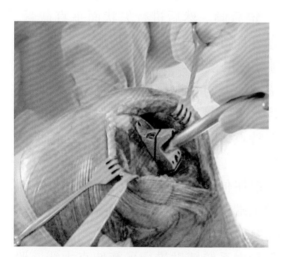

▶ 图5-3-3 放置股骨截骨模板

股骨截骨模板放置在股骨外髁中心并垂直于胫骨截面

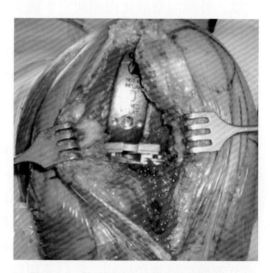

▶ 图5-3-4 截骨后放入试模，测试轨迹

一旦完成上述步骤，可按前面厂家所推荐的进行栓孔钻孔或准备龙骨槽，这样就完全完成了假体植入前的骨面准备工作。应用脉压冲洗充分冲洗骨面，应用

小直径钻头对软骨下骨硬化骨进行钻孔以提高骨水泥固定效果。应用扁桃体钳将湿纱布放在胫骨截骨面周围以防止外侧或后方过多骨水泥残留。放置拉钩，首先置入胫骨假体。当假体放入后，去除骨与假体结合处挤出的水泥很困难，因此此时骨水泥技术很重要。首先放好假体后方部分，然后向前打压，以便骨水泥挤向胫骨和前外侧。取出纱布，就可去除胫骨侧溢出骨水泥。连同胫骨托上的舌形塑料压迫器一起，放入股骨假体，保护股骨不被剐蹭。我们使用的股骨假体是一带股骨栓的假体，其可对股骨后髁进行压迫固定。再次去除溢出骨水泥，将聚乙烯衬打入胫骨托，保持膝关节处于轻度屈曲状态，等待骨水泥固化，防止胫骨托假体前方翘起。最后再次检查关节活动度，应无髌骨撞击。

放松止血带，充分止血。与其他关节置换一样，充分冲洗。根据医生喜好，关闭切口。应用麻药及止痛药进行局部注射，有利于术后镇痛及早期活动。消毒敷料轻度压迫包扎，不需要放置引流。

五、特殊问题

外侧间室单髁关节置换与内侧间室单髁关节置换在技术上有很大不同，其中最重要的一点就是胫骨假体的旋转。目前胫骨准备时有越来越多的外旋部件出现。胫骨截骨是膝屈曲时进行，当膝伸直时，胫骨相对于股骨外旋。由于解剖复杂性和叉韧带存在，膝关节出现了"锁-扣"机制。Moglo 和 Shirazi-Adl 发现在膝屈曲 90°时，胫骨内旋 16.4°，过度伸直时外旋 1.3°。若在骨准备时，未考虑胫骨外旋问题，胫骨假体相对于股骨假体会出现外旋，从而导致聚乙烯边缘负荷增大。Pennington 等人发现只有外侧间室置换存在这方面问题，因而提出了如何避免它的建议。从根本上，最主要的是胫骨截骨时要充分考虑到胫骨旋转的问题。屈膝时，将胫骨截骨向导放置在正确的力线上，并保证冠状面上力线正确，胫骨后倾恰当。完全伸直时，检查其截骨方向，进行初始垂直截骨。股骨髁要在全部活动范围内都有良好的匹配。必要时，可将股骨假体轻微靠外置入，以改善胫骨关节面。然而，若完全伸直时关节面有偏离，假体边缘应力增大，则说明胫骨旋转存在问题。通过文献尚未证实的结果，若胫骨假体关节面不正常，会降低假体生存率。

单髁关节置换后，病人常感觉膝关节自然。手术保留膝关节韧带结构、软组织、骨和未置换间室的软骨可能是病人术后良好感觉的原因。为了保证韧带功能良好，保留恰当的软组织张力而不过度矫形至关重要。若操作得当，韧带张力保存，就不会将张力转移至对侧间室。每个系统的假体试样和间隙模块都相似，要求插入过程中保持适当张力。通过培训，熟悉假体特点，可以增强对单髁关节置换恰当平衡的感觉。

六、术后处理

术后镇痛、物理及专业化治疗，有利于术后快速恢复。在物理康复治疗帮助下，病人可以很快负重，麻醉专家给予周围神经阻滞泵可以较好镇痛且适用于快速恢复方案。这些方案有利于早期活动，减少住院时间。病人通常需在医院过夜，术后第 1、2 天即可出院，出院前应有多人小组评议认为可以出院才出院（图 5-3-5）。预防深静脉血栓包括早期锻炼和压力梯度泵。大部分病人口服阿司匹林，每日两次，每次 325mg，术后服用 4~6 周。高风险病人在医生指导下服用依诺肝素，而不是阿司匹林。使用助步器辅助行走。出院病人主要应锻炼步态、肌力、本体感觉及关节活动度。通常术后 2~4 周进行初次随访。病人恢复工作因工作性质和需要而异。但对大多数办公室的工作者来说，可以更早恢复工作。

七、外侧 UKA 的结果

外侧间室 UKA 在技术上更具挑战性，数量只有内侧 UKA 的 1/10，因此外侧 UKA 的数据有限。Scott 等报道 19 例 89 个月的随访只有 1 例失败。最近，其他两个系列的 5.2 年和 12.4 年随访报道，功能评分高，没有翻修。一些作者报道了牛津移动外侧髁假体失败率很高，负荷垫脱位率达到 10%。研究内侧或外侧 UKA 病人假体运动，发现在屈曲时的股骨外侧髁更大的后移。根据这些结果，固定负载植入物似乎更适合于外侧间室的生物力学特性。

八、总结

外侧间室单髁关节置换对单纯外侧间室关节炎是恰当有益的术式，虽然外侧间室关节炎并不常见。早中期研究数据表明，外侧间室单髁关节置换效果良好。我们期望长期结果来证明其良好效果。无论哪一种治疗方案，恰当把握指征及良好手术技术是成功的关键。当遵循上述原则，采用当今外侧间室假体治疗外侧间室疾病，可以预期取得满意效果。

精要：①把握适应证可提高成功率；②截骨时，不要损伤前交叉韧带附着点，也不要低于前交叉韧带附着点截骨；③屈膝位准备胫骨，注意冠状面和矢

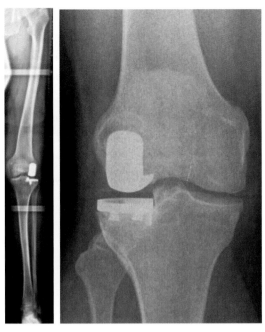

▶ **图 5-3-5** 外侧间室 UKA 术后 X 线片

状面力线，伸直位检查，确保适当的旋转，避免过度的外旋；④良好骨水泥技术，可提高固定效果而不残留过多骨水泥；⑤为避免髌骨关节面不匹配，不要选择过大号股骨假体或过度外侧放置假体；⑥不要过度矫正畸形，避免造成内翻。

（刘朝晖）

参考文献

［1］ Gulati A，Chau R，Pandit HG，et al. The incidence of physiological radiolucency following Oxford unicompartmental knee replacement and its relationship to outcome. J Bone Joint Surg Br，2009，91（7）：896-902.

［2］ Thompson SA，Liabaud B，Nellans KW，et al. Factors associated with poor outcomes following unicompartmental knee arthroplasty：redefining the "classic" indications for surgery. J Arthroplasty，2013，28（9）：1561-1564.

［3］ Vasso M，Del Regno C，D'Amelio A，et al. Minor varus alignment provides better results than neutral alignment in medial UKA. Knee，2015，22（2）：117-121.

［4］ Sebilo A，Casin C，Lebel B，et al. Clinical and technical factors influencing outcomes of unicompartmental knee arthroplasty：retrospective multicentre study of 944 knees. Orthop Traumatol Surg Res，2013，99（4 Suppl）：S227-S234.

［5］ Murray DW，Pandit H，Weston-Simons JS，et al. Does body mass index affect the outcome of unicompartmental knee replacement？ Knee，2013，20（6）：461-465.

［6］ Smith JR，Robinson JR，Porteous AJ，et al. Fixed bearing lateral unicompartmental knee arthroplasty-Short to midterm survivorship and knee scores for 101 prostheses. Knee, 2014, 21 (4): 843-847.

[7] Pietschmann MF, Wohlleb L, Weber P, et al. Sports activities after medial unicompartmental knee arthroplasty Oxford III-what can we expect? Int Orthop, 2013, 37 (1): 31-37.

[8] Citak M, Cross MB, Gehrke T, et al. Modes of failure and revision of failed lateral unicompartmental knee arthroplasties. Knee, 2015, 22 (4): 338-340.

[9] Argenson JN, Blanc G, Aubaniac JM, et al. Modern unicompartmental knee arthroplasty with cement: a concise followup, at a mean of twenty years, of a previous report. J Bone Joint Surg Am, 2013, 95 (10): 905-909.

[10] Saragaglia D, Picard F, Refaie R. Navigation of the tibial plateau alone appears to be sufficient in computer-assisted unicompartmental knee arthroplasty. Int Orthop, 2012, 36 (12): 2479-2483.

第六章
髌股关节置换术

第一节　髌股关节置换术的适应证和疗效

　　膝关节包括三个间室：内侧间室（内侧胫股关节）、外侧间室（外侧胫股关节）和前间室（髌股关节）。单纯发生在髌股间室的关节炎称为孤立髌股关节炎，孤立的髌股关节炎发病率在逐渐增加，中年以上人群尤其是女性中患病率高，据文献报道孤立的髌股关节炎发生率为 9.2%~24%。髌股关节炎的典型表现是上下楼及下蹲困难，并伴有屈膝位疼痛。

　　髌股关节炎治疗的目的是缓解疼痛，改善功能，消除炎症，逆转病情。初期可以保守治疗，措施包括药物治疗、理疗、关节腔内注射、减轻体重和改变生活方式。当非手术治疗无效和疼痛严重时，可以考虑外科手术。手术治疗包括非关节置换和关节置换两大类。非关节置换，包括关节镜下清理、微骨折治疗、骨软骨移植、髌骨力线重排、髌骨切除等。髌股关节病采用非关节置换治疗，对于早、中期髌股关节炎有一定效果，但通常不能完全缓解症状。虽然髌骨切除被认为是一种替代手术，但是髌骨切除后显著改变髌股生物力学，降低股四头肌肌力和伸肌力臂，伸膝滞缺和屈膝降低非常常见，胫股关节发生关节炎退变进展的风险会增加，导致残余的膝关节疼痛和不稳定，失败率高达 45%，因此临床很少采用髌骨切除治疗孤立的髌股关节炎。

　　髌股关节置换（patello-femoral joint arthroplasty，PFJ）（图 6-1-1）和全膝关节置换（total knee arthroplasty，TKA）是治疗单纯髌股关节炎的可靠方法。治疗单纯髌股关节炎，全膝关节置换固然手术技术成熟，疗效稳定，但

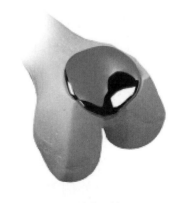

▶ 图 6-1-1　髌股关节置换

难免要破坏正常的关节间室，使局限性病变的治疗扩大化，手术损伤大，日后翻修也困难。髌股关节置换对髌股关节进行表面置换，不伤及其他正常关节间室，保留内外侧半月板及交叉韧带，因此术后可以保存膝关节的正常运动和本体感觉。术中所需截骨量少，保留了足够的骨量，即使手术失败后也易于行全膝关节置换翻修。加之切口小、损伤少、康复快等特点更加突出了髌股关节置换在治疗髌股关节炎的优势。

一、髌股关节置换术适应证和禁忌证

（一）适应证

关节置换手术目的是解决疼痛、改善功能。疼痛严重和行走距离受限是决定手术的因素，这与全膝关节置换的适应证相似。恰当的病人选择仍然是髌股关节置换术获得较高长期成功率的关键因素。

髌股关节置换术适应证为终末期单纯髌股关节骨关节炎。终末期是指经过长期非手术治疗无效，或既往采取过相对保守的手术治疗，但均治疗效果不佳而影响日常生活时，才考虑行髌股关节置换。单纯髌股关节骨关节炎，是指病变局限在髌股间室，表现为单纯髌后和（或）髌骨周围疼痛、功能受限，在上下楼、深蹲、久坐时诱发或加重。此外，创伤后关节炎、髌骨和滑车发育不良但无对线不良的病人，也可用髌股关节置换治疗。膝前疼痛的原因很多，除了来源于髌股关节外，还需要鉴别肌腱炎、滑膜炎、神经源性疼痛、髋关节病变所致的牵涉痛等原因，只有来自髌股关节的病变才适合髌股关节置换。

对于髌骨发育不良的病人，无髌股对线异常时，髌股关节置换可取得良好的结果。髌股对线异常主要通过 Q 角来评估，自髌骨中心与髂前上棘间画一直线，再自胫骨结节与髌骨中心画一连线，两线的交角即 Q 角。男性 Q 角>15°，女性 Q 角>20°，可确认为异常。任何引起 Q 角增大的疾病都会使髌骨向外脱位的力量增加，可能引起髌骨向外半脱位或脱位（图 6-1-2）。单纯髌股关节置换不会矫正对线异常，因此对髌骨力线不正常的病人不建议行髌股关节置换。如果术前切线位 X 线髌骨轻微倾斜或半脱位，可通过外侧支持带松解、髌骨假体偏内置放以及外侧关节面部分切除等方法来解决。如果对线异常，应当先矫正

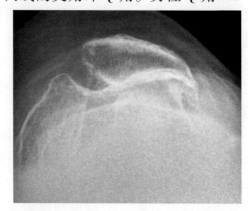

▶ 图 6-1-2 髌骨向外半脱位

畸形再行置换，Q 角过大者，在行髌股关节置换时，必须在术中通过胫骨结节移位等方法来纠正。

（二）禁忌证

需要清楚的是，髌股关节置换是仅对表面置换，而不能矫正膝关节原有的旋转或成角畸形，因此膝关节冠状面存在严重畸形（外翻>8°，内翻>5°）是髌股关节置换的禁忌。在矢状面上膝关节活动度受限（伸直<10°，屈曲<110°）不适合进行髌股关节置换。低位髌骨、股四头肌有萎缩和髌韧带瘢痕形成的病人不适合行髌股关节置换。对僵硬膝必须进行严格评估，因为这类病人既往常有手术史，增加了关节纤维粘连和高位髌骨的发生率。顽固的髌骨半脱位，可引起疼痛、弹响以及聚乙烯的磨损加速，因此也不适合行髌股关节置换。此外，不能矫正的髌骨不稳定，合并严重髌股力线异常，将增加早中期失败的风险，最好采用全膝关节置换进行治疗。保持正常胫股关节的运动行为，不损伤韧带和半月板，无胫股关节不稳是髌股关节置换成功的必要条件。虽然前、后交叉韧带功能不良并不是髌股关节置换的绝对禁忌证，但全面评估膝关节韧带功能也是非常重要的，如果存在韧带断裂等情况，术前重建可以避免因不稳引起的胫股关节骨关节炎的进一步发展。

炎性关节病，如类风湿关节炎、色素绒毛结节滑膜炎、牛皮癣性关节炎、假痛风性关节炎等，由于涉及全关节，禁忌进行髌股关节置换。慢性膝前疼痛，不能用髌股关节间隙直接解释的病例也不适合髌股关节置换术。

病人对术后疼痛缓解、恢复时间和术后活动的期望程度，也是决定髌股关节置换术取得成功的重要因素。如果病人期望较高，希望术后可以从事高活动量运动，术前必须告知关节置换后有发生早期松动的可能，对这些病人进行髌股关节置换手术需要慎重。

对于年龄界限，目前尚无定论。在过去，年轻的孤立性髌股关节炎，通常采用全膝关节置换，这也是他们的唯一选择，但他们又"太年轻"，若采用全膝关节置换治疗，需要牺牲胫股内外两个间室以及前后交叉韧带，因此全膝关节置换选择值得商榷，此时髌股关节置换为这些相对年轻的孤立的髌股关节炎的病人提供了相对姑息的治疗选择。虽然长期随访资料显示，全膝关节置换在年轻病人中比较耐用。但对于年轻病人来说，因为活动水平较高，预期寿命较长，翻修的可能性很大。不管如何，年轻病人在进行膝关节置换的选择时应当谨慎。不过有研究证明，髌股关节置换即使失败，返修成全膝关节置换的效果同初次全膝关节置换一样好，且不需要延长杆、加强垫或骨移植，更不需要限制性假体。另外，对于老年病人，髌股关节置换是一个相对创伤小的选择。

综合既往文献，适应证与禁忌证总结如下：

适应证：①局限于髌股关节的关节炎，存在有髌前或者髌后疼痛；②经非手术治疗 3 个月后无效，严重影响日常生活；③适当的髌骨倾斜或者半脱位引起的髌股关节炎并易于术中矫正；④滑车沟发育不良，但无髌股关节力线紊乱或轻度易于纠正；⑤创伤后的髌股关节炎；⑥晚期髌骨软化症，包括髌骨、滑车单面或双面软化，尤其是股骨滑车沟，髌骨内侧面和远端的软骨病损。

禁忌证：①膝关节急性感染或反复感染；②病变不局限于髌股关节间室；③严重的髌骨轨迹不良或者力线紊乱并难于矫正的；④炎性关节病，如类风湿关节炎、色素绒毛结节滑膜炎、牛皮癣性关节炎、假痛风性关节炎等；⑤胫股关节对线不良（外翻>8°，内翻>5°）；⑥关节活动度受限（伸直<10°，屈曲<110°）；⑦未进行保守治疗或难于排除其他原因引起的疼痛；⑧病人不切实际的期望或者平时过度疼痛需要使用麻醉药物；⑨合并内科基础疾病，难以耐受手术治疗。

二、髌股关节置换术的术前评估

术前应进行充分的临床评估，包括详细询问病史和体格检查，结合影像学检查，以确保临床表现和体征局限在髌股关节。

（一）病史

髌股关节病病人的典型特征为，疼痛主要孤立于髌股关节，在髌股关节增加负荷时诱发膝前或髌骨后疼痛。也就是说，症状局限于膝关节前方间室，而且来源于髌股关节软骨表面的退行性变，而不是来自于相关的韧带软组织病变。髌股关节病疼痛临床特点是，从椅子上站起、在不平坦的路上行走、深蹲、下跪等动作时疼痛明显。病人主诉长时间坐车、久坐、膝关节屈曲时间过长等引起膝前疼痛，有时出现髌骨摩擦音和肿胀。这些病人坐位时，把腿伸直比屈曲要舒服。

病史询问还需要特别注意询问是否存在髌骨不稳定，既往是否有髌骨复发性脱位和（或）脱位的病史，既往是否做过手术，如关节镜检、外侧松解、软骨成形术和力线调整等。

（二）查体

对膝关节检查，包括观察病人的步态、下肢力线、Q 角和肌力，另外还应包括全面评估韧带结构，排除任何相关的不稳定因素。股四头肌失用性萎缩、慢性积液和髌后肿胀是髌股关节关节软骨损坏的重要体征。

髌骨的触诊主要是确定疼痛部位，明确疼痛来源，包括股四头肌腱、髌骨内侧和外侧关节面、膝两侧支持带、股骨髁上部、髂胫束、鹅足、膝关节间隙和髌前脂肪垫。髌骨研磨时疼痛或轻叩时疼痛，提示髌股关节病的存在。但是，任何内侧或外侧的关节线处压痛，都提示有胫股关节多间室软骨弥漫性退变和（或）半月板病变的可能性，是髌股关节置换的禁忌。

认真评估髌骨力线，包括评估 Q 角和髌骨轨迹，极为重要。如前所述，髌骨倾斜或轻度脱位通常可以在术前或术中解决；然而，明显的髌骨异常，髌骨反复脱位和半脱位是髌股关节置换术的禁忌。髌股关节检查项目包括：①Q 角：指的是髂前上棘至髌骨中点的连线与髌骨中点到胫骨结节连线所成的夹角。此角正常范围是，男性 Q 角<15°，女性 Q 角<20°。随着 Q 角的增大，使髌骨向外脱位的力量增加，髌骨的稳定性减小。若 Q 角过大或者有髌骨不稳，术前必须矫正，个别情况可在行髌股关节置换术中进行矫正。②髌股关节恐惧征：将膝关节屈曲30°~45°时，检查者向外侧推移髌骨，诱发半脱位或脱位，病人出现恐惧不安和疼痛，屈曲膝关节可使疼痛加重。恐惧征是髌股关节不稳定的特异性体征。③外侧推移试验：膝关节处于伸直位，股四头肌收缩时向外侧推髌骨，髌骨活动范围异常增大为阳性，阳性表示股内侧肌功能不良。④髌骨被动倾斜试验：膝关节伸直位，分别上提髌骨两侧边缘，如果一侧上提活动受限，表明侧方支持带过紧。

除此之外，还要检查神经血管、皮肤完整性，进行腰椎检查等。值得注意的是，从髋关节向膝关节的牵涉痛，L_3 ~ L_4 神经根的放射痛，都可能以膝前疼痛为临床表现。

（三）术前影像评价

1. X 线　X 线是最基本的检查项目，评估胫股内外侧间室、髌股关节间隙，了解软骨磨损程度。观察是否存在高位或低位髌骨。髌骨轴位像非常有意义，可用来评估髌股关节病变，包括滑车发育不良、髌骨倾斜或半脱位等异常情况。下肢全长像可以用来评价整个下肢的力线，也可以评价 Q 角，从而判断是否可以进行髌股关节置换（图 6-1-3）。

2. CT 检查　CT 检查用于评估滑车发育不良、股骨内外髁旋转异常、骨质的结构等。

3. MRI 检查　MRI 可以良好显示骨性组织和软组织的情况，准确评估髌股间室、胫股间室状况，尤其是髌骨内外侧支持带、半月板、交叉韧带是否存在损伤或薄弱。

4. 关节镜检查　关节镜检查不仅是治疗手段，也可以是诊断手段，在镜下可以直接观察髌股间室软骨磨损、髌骨运动轨迹等情况。有时候会出现，影像学病变不重，却实际上关节镜下存在严重的关节软骨病变。当对关节软骨退变的严重程度存在疑问时，关节镜下评估将有助于解决此疑问。随着检查手段增多，目前很少有单为诊断目的而做关节镜检查，因为这毕竟是一种侵袭性手术。

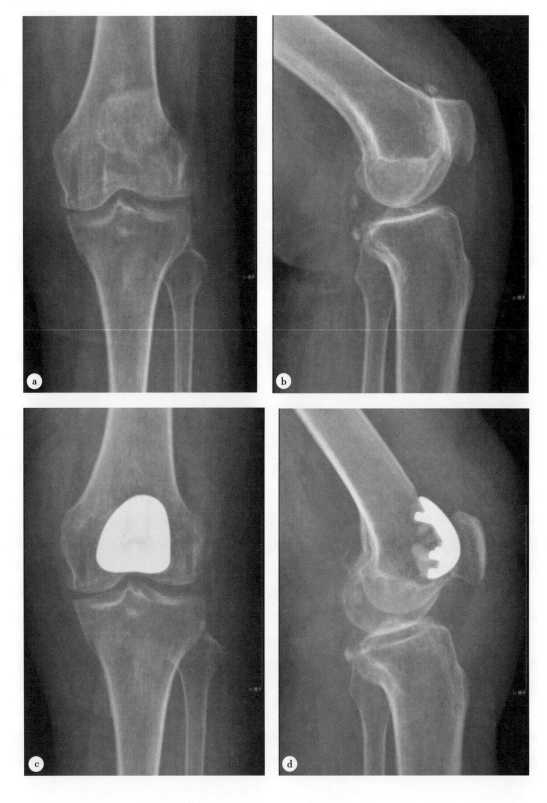

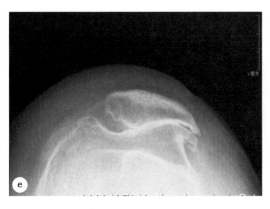
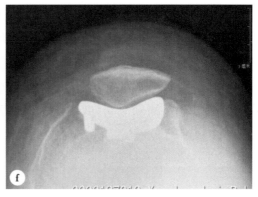

▶ **图 6-1-3　病例**

病人女性，65 岁。髌股关节骨关节炎伴髌骨半脱位，采用髌股关节置换术及外侧支持带松解。术前 X 线片示胫股关节退变轻度（a. 正位，b. 侧位），髌骨轴位 X 线片示髌股关节退变、半脱位（c）。术后 X 线片示假体位置良好，力线满意（d. 正位，e. 侧位）；术后轴位 X 线片示髌骨半脱位纠正（f）

三、外科技术

髌股关节置换术可以采用标准的全膝关节置换术切口，大多数外科医生采用内侧髌旁入路。切口较全膝关节置换术应稍微更靠近端，必须注意避免损伤半月板或胫股关节软骨。外推髌骨显露，但不需要外翻髌骨。准确的定位滑车假体非常必要，尤其要注意旋转。应该估测髌骨的厚度，因为髌骨常存在畸形并非常薄。必须注意避免不对称切割。

由于大多数髌股关节疾病病例常伴有关节半脱位，也有学者采用外侧入路，这样逻辑上更合理，外侧可以得到松解，二期避免内侧切口对股内肌功能的影响。此方法的缺点是膝外侧血管出血的风险增加，外侧关节囊层关闭困难，另外如术中改为全膝关节置换，暴露不如髌内侧入路方便。

像所有的手术技术一样，在开展的初期，建议切口稍大一些，等熟练后再过渡到小切口和微创技术。髌股关节置换术一旦出现软组织平衡错误或力线不良将出现不佳的结果。因此任何医生在进行髌股关节置换手术时，无论是否微创，都要以确保关键技术正确为前提，包括假体排列、软组织平衡、植入物固定。

早期开展手术时，股四头肌腱少量切开或中等切口是可取的，尤其是最初开展手术时。然后根据个人的熟练程度和能力以及结合新的微创设计的器械减小切口。一个标准的髌旁内侧入关节切开术，最保守情况需要屈曲位髌骨上极到关节线胫骨结节的内上方。这个切口可根据需要延长。切开时避免损伤正常关节软骨或半月板。仔细检查整个关节，以确认胫股关节没有软骨退变。髌骨表面置换的目的是恢复原来的髌骨厚度，滑车假体应在外部旋转平行于髁轴线，以改善髌骨轨迹、轻度髌骨倾斜和半脱位，通常可以通过外侧支持带松解成功解决，除非存在相当严重的伸肌装置排列不齐，这需要胫骨结节截骨调整来解决（如果 Q 角过大）或近端调整。髌股关节置换后不存在太大 Q 角度的轨迹不良，有存在假体错位的可能性（图 6-1-4，图 6-1-5，图 6-1-6）。

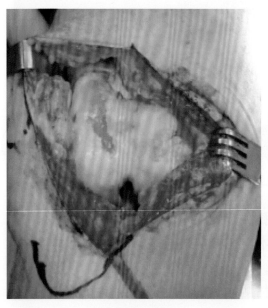

▶ 图 6-1-4 术中见滑车磨损严重，尤其外侧

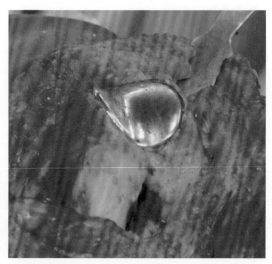

▶ 图 6-1-5 置入滑车假体，假体的边缘与接触的软骨面相平

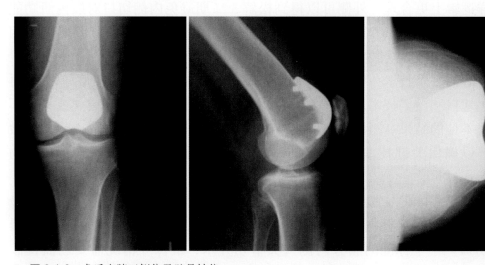

▶ 图 6-1-6 术后查膝正侧位及髌骨轴位

四、术后管理

可以采用超前多模式镇痛多种策略，术后护理相似于全膝关节置换术后。连续被动活动器可以在术后立即开始，可用于整个住院期间；然而，虽然这可能会加速屈曲早日恢复，但被动活动训练并不像主动活动参与那样至关重要。术后立即启动等长和等张锻炼。立即完全负重是允许的，最初可以使用拐杖，然后直到有股四头肌力量增加后可以使用手杖。术前股四头肌萎缩需要程度足够的恢复，股四头肌力量可以的充分恢复；在一些极端情况下，可能需要 6 个月或更长的时间。血栓栓塞预防应用 4~6 周。围术期抗生素 24 小时内应用，关于牙科手术或其他干预措施，应进行适当的预防性抗生素使用。

五、髌股关节置换术的临床结果

与全膝关节置换术相比，髌股置换术具有潜在优势，其创伤小，保留半月板和交叉韧带，从而保留更多的膝关节自然运动。早期的失败原因主要与假体设计缺陷、配套手术器械不精确、病人选择不当有关。髌股关节置换早期许多技术需要依赖徒手进行骨准备，导致假体安放位置可能不同和截骨深度不同。力线异常、磨损、撞击和胫股关节间隙退变是其失败的主要方式。

1955 年，McKeever 第一个使用髌骨假体置换方法治疗单纯髌股关节骨性关节炎，当时使用的是金属假体，用螺丝固定，虽然病人的髌骨退变通常比股骨滑车严重，但单纯置换髌骨的临床效果却不令人满意。后来，人们逐渐认识到髌骨置换后残留疼痛与股骨滑车的磨损有关。因此，这种方法很快被放弃了。为弥补单纯髌骨置换的不足，1974 年，Richards 首次提出了髌股关节表面置换的概念，并研发 Richards 假体系统。1979 年，Blazina 首次报道了应用 Richards 假体进行髌股关节置换的结果，令人鼓舞。总结这些第 1 代假体失败教训，主要原因为髌骨轨迹问题、髌骨阻挡、持续膝前疼痛和其他间室病变进展。这些设计关节面形合度过高，滑车过窄，过深、活动度小，限制性过高。为克服第 1 代假体的不足，许多学者进行了假体的改进和研发，随后出现了第 2 代假体。第 2 代假体以 Avon 型假体为代表。Avon 型假体的设计立足于尽可能地减少假体对周围软组织的损伤，尤其重视保持周围软组织平衡。主要设计特点有以下几点：①假体尽可能薄，以减少手术时正常骨组织的刮除量；②假体两翼向外延长部分尽量小，以减少对周围组织的影响；③假体股骨部分的远端设计成 U 形，可以避免在髁间窝上方置入时损伤前、后交叉韧带；④髌骨假体除与股骨内、外髁相关节的两个关节面外，还在内侧关节面 65°处增加了一个圆形的小关节面，利于屈膝过大时髌骨假体关节面与滑车沟相关节。近年来出现了一些经过改良，并临床应用了的第 3 代假体。其典型代表为 Gender Solution 髌股关节置换型假体（Zimmer，Warsaw，Indiana），其特点为：①微创手术植入技术，截骨工具能更精确；②解剖型设计符合股骨形态，能充分保留骨量；③能与 Zimmer 的单髁假体能同时搭配使用。

近年来，随着手术技术的提高、假体设计和手术器械的完善以及严格的病例选择，髌股关节置换获得良好的效果，并且具有保存胫股关节、内外侧半月板和交叉韧带的优势。随着新假体出现，它还显现出可以显著恢复关节功能和活动度、明显减少疼痛的优势。在 2004 年，Lonner 的髌股关节置换结果表明，力线精确、假体位置准确、软组织平衡良好，可以提高髌骨轨迹。Sarda 等人报道 41 例髌股关节置换术后 5 年的随访结果，术后 Melbourne 评分显著增加，5 年假体生存率为 95.6%。Ackroyd 等人报道 109 例髌股关节置换术后 5 年以上的随访结果，术后 Melbourne 评分显著增加，关节活动度增加，5 年假体生存率为 95.8%。2006年，Sisto 和 Sarin 报告 25 个髌股关节置换，重建个体化的解剖，随访 73 个月（6年），所有 25 个假体在位，功能良好。膝关节社会功能评分为 89 分，膝关节学会评分为 91 分，18 例优秀，7 例良好，无假体翻修和假体松动（表 6-1-1）。

▶ 表 6-1-1 髌股关节置换的长期随访结果

研究	平均年龄（岁）	PFJ 数量	假体	随访
Argenson（1995）	57（19~82）	66	Autocentric	84%优良 5.5 年（2~10 年）
Kooijman（2003）	50（20~77）	45	Richards II	86%优良 17 年（15~21 年）
Lonner	44（28~59）	25	Avon trochlea，Nexgen patella	96%优良
Ackroyd（2007）	NA	109	Avon	95.8%优良 5.2 年（5~8 年）
Cartier（2005）	65（23~89）	72	Richards I & II	85%优良 4 年（2~12 年）
Blazina（1979）	39（19~81）	57	Richards I & II CSF-Wright	85%优良 2 年（8~42 个月）
Smith（2002）	72（42~86）	45	Lubinus	69%优良 4 年（2~6 年）
Merchant（2004）	49（30~81）	15	LCS	93%优良 3.8 年（2.3~5.5 年）

六、总结及要点

1. 髌股关节炎最初实行保守治疗，措施包括理疗、恢复髌骨力学特征、非甾体抗炎药、关节腔内注射、减轻体重和改变生活方式。当非手术治疗无效和疼痛严重时，可考虑外科手术。

2. 髌股关节置换和全膝关节置换仍然是治疗单纯髌股关节炎的最可靠方法。随着假体设计的改进和手术技术的提高，髌股关节置换术可以提供相对保守的治疗方法，可保留内侧和外侧半月板，以及前后交叉韧带。

3. 恰当的病人选择仍然是获得髌股关节置换术长期成功的关键。髌股关节置换术用于治疗终末期孤立的髌股关节骨关节炎。此外，创伤后关节炎或晚期髌骨软化症，包括髌骨、滑车单面或双面软化都是髌股关节置换术的指征。

4. Q角过大（女性超过20°，男性超过15°）或髌骨力线异常、半脱位或脱位，应该在术前或术中采用胫骨结节前移术矫正。记住，髌股关节置换不会矫正角度或旋转异常。

5. 胫股关节炎或胫股关节软骨软化（内侧或外侧）是髌股关节置换术的禁忌。

6. 因为大多数髌股关节炎病人在术前即存在股四头肌功能不全，故术前即开始锻炼股四头肌功能对于保证手术效果极其重要。

（张启栋　刘朝晖　郭万首）

第二节　髌股关节置换术的外科技术

一、髌股关节置换术简介

对于局限于髌股关节的骨性关节炎，尤其是没有合并髌骨运动轨迹异常或者力线不佳的病例，单纯髌股关节置换术是替代全膝关节置换术的一种可靠的手术方案。髌股关节置换术并不是一个全新的手术方法，尽管它并没有得到很广泛的使用，但在临床已经应用了数十年。随着假体设计的改进，植入工具的提高，单纯的髌股关节置换术获得了越来越好的疗效，并在临床上逐步开展起来。Leadbetter等人认为对于对线不良等可以通过髌股关节置换术纠正的髌股关节异常，同时且存在髌股关节退变的病人也是髌股关节置换术的良好适应证。

（一）髌股关节骨性关节炎发病率

Daviesdengr 等人报道了在 40 岁以上 174 名病人 206 膝关节中，9.2%存在单独的髌股关节骨关节炎。McAlindon 等人研究显示 55 岁以上存在膝关节骨性关节炎的病人，24%的女性与 11%的男性为单独的髌股关节病变。

（二）髌股关节置换术的历史以及假体的改进

1955 年，Mckeever 首先报道了使用假体治疗单纯髌股关节病变。但是他仅仅使用钴铬钼金属假体进行髌骨侧关节面的置换。

Blazina 等人在 1979 年时报道使用施乐辉公司的 Richards I/II 假体进行髌股关节置换术并取得了较高的成功率。但他同时也报道当病人膝关节屈曲超过 90°时，由于假体的设计原因可能造成撞击，并由此引发病人膝关节肿胀。

尽管 Lubinus 报道采用了 Lubinus 假体取得了比较好的临床疗效，但是也有文献报道由于股骨前脸位置延伸不足、假体在横断面上髌骨滑车过深、过窄等设计缺陷从而导致髌骨轨迹不良、髌骨半脱位或者倾斜等问题。因此存在较高的翻修率。

目前的髌股关节假体倾向于接近正常膝关节运动学轨迹或者至少与目前的全膝关节置换术髌股关节部分相似。

二、髌股关节置换术的适应证及疗效

尽管不同的作者报道的髌股关节置换术的病例中适应证稍有差别，但最主要的适应证均为单纯的髌股关节病变。Leadbetter 等人进行了系统回顾，在 16 篇关于髌股关节置换术的文献报道中进行总结。其中关于髌股关节置换术的适应证有 6 条（表 6-2-1），而相对禁忌证有 11 条（表 6-2-2）。

▶ 表 6-2-1 髌股关节置换术适应证

1. 单纯髌股关节骨性关节炎（丧失关节间隙）
2. 由于髌股关节退变引起的严重疼痛，并且保守治疗无效（至少 3~6 个月）和（或）其他治疗手段无效（如外侧支持带松解、关节镜清理、软骨移植术）
3. 创伤性髌股关节炎
4. 广泛的三度软骨损伤（髌股关节间隙消失，尤其累及整个滑车，内侧关节面或者髌骨近端）
5. 伸膝装置重建减压术后失败
6. 髌股关节对线不良/发育不佳造成的退变，伴或不伴有不稳定

▶ 表 6-2-2　髌股关节置换术的相对禁忌证

1. 没有进行保守治疗或者没有排除其他原因引起的疼痛
2. 存在胫股关节退行性变
3. 系统性炎性关节病
4. 髌股关节病变较轻
5. 髌骨低位
6. 存在不能纠正的髌股关节不稳定或者对线不良
7. 存在不能纠正的胫股机械轴异常（外翻>8°或者内翻>5°）
8. 活动性感染
9. 存在慢性局部疼痛综合征
10. 关节活动度丢失（屈曲畸形 10°以上或者屈曲不能达到 110°）
11. 心理原因引起的疼痛

　　其他间室的骨关节炎发生进展，由于髌股关节力线不良导致的反复的髌股关节不稳定，术后发生关节僵直、活动度丧失以及假体松动是导致需要进行翻修成全膝关节置换术主要原因。

　　当然，还有其他一些潜在的原因可能导致髌股关节置换术效果不佳，如前交叉韧带功能不良或者缺失。Hsieh 等人通过尸体研究发现，切除前交叉韧带后会增加髌骨外侧移位以及倾斜的情况。但只有 Lonner 等人提到前交叉韧带功能不良或者缺失是髌股关节置换术的禁忌证。因此，Leadbetter 等人也总结了可能会导致髌股关节置换术后效果不佳的一些因素（表 6-2-3）。

▶ 表 6-2-3　可能引起髌股关节置换术效果不佳的因素

1. 多次既往手术或者广泛软组织损伤并且存在残余股四头肌萎缩
2. 手术侧或者其余部位关节纤维化
3. 胫股关节韧带功能不全引起的不稳定
4. 既往半月板切除术
5. 软骨钙化
6. 活动度要求高或者需要膝关节高屈曲
7. 年龄小于 40 岁
8. 病人有不符合实际的期望
9. 医生缺乏髌股关节成形术以及伸膝装置重建的经验
10. 肥胖（BMI>30）
11. 髌骨高位
12. 原发骨性关节炎
13. 男性病人

三、髌股关节置换术的外科技术

对于任何一个膝关节的关节置换术而言，都需要在三维维度（冠状位、矢状位和横断位）上精确地安放人工关节假体。本节以国内最普遍使用的 PFJ 假体（Zimmer 公司）手术操作步骤做简要介绍。

（一）充分的显露及软组织平衡

可以使用常规的膝关节手术入路切开暴露膝关节，充分的暴露是保证手术成功的前提（图 6-2-1）。为了避免假体出现矢状位上反曲以及横断位上内旋，充分暴露股骨远端的各解剖标志尤为重要。手术切口的大小要以放入髓外定位器械，同时可以评估与相应解剖标志关系为标准。特别要注意在肥胖病人中需要充分显露。

如果病人术前合并髌股关节对合不良或髌骨轨迹异常，应进行一定的软组织松解。如髌骨外侧半脱位的病人，可进行髌骨外侧支持带的松解。而后评估髌股关节对合关系以及髌骨轨迹，通过髌股置换术可以正确安放髌股假体并达到软组织平衡的病人则实施髌股置换术。

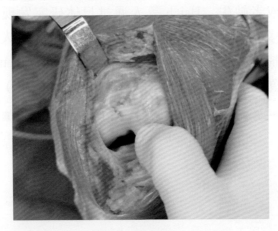

▶ 图 6-2-1　髌股关节置换术手术入路

（二）置入截骨定位器

在置入植骨定位器之前，可以画出股骨滑车位置，作为定位的解剖标志（图 6-2-2）。

根据膝关节正侧位片进行髓外定位，防止开髓点偏内或者偏外而发生假体内翻或者外翻，同时要注意在矢状位上避免开髓点偏后或者偏前防止假体出现过度屈曲或者反曲。在放置股骨滑车截骨槽的时候就应该注意外旋角度，股骨前脸滑车截骨方向与滑车轴线垂直（图 6-2-3）。

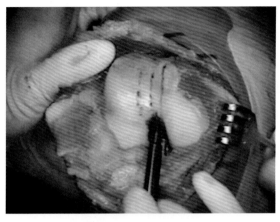
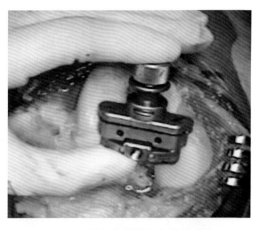

▶ 图 6-2-2　注意置入髓外定位器械时画出股骨滑车即 Whiteside 线

▶ 图 6-2-3　股骨滑车槽截骨方位的确定

（三）股骨滑车部位截骨

确定股骨滑车旋转位置后，需要确定股骨前方滑车的截骨量。截骨量以取出股骨前方滑车，并保持截骨线与股骨前方皮质平齐连续为标准。截骨方法与全膝关节置换术股骨前脸截骨方法相同。截骨完成后股骨前方截骨线一般可出现 Grand Piano 征（如图 6-2-4）。

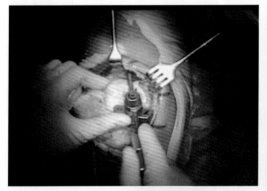
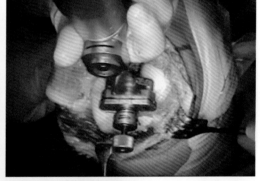
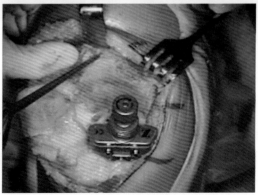

▶ 图 6-2-4　股骨前方滑车沟截骨量的确定以及截骨方法

（四）冠状位假体方向的定位以及股骨假体大小的选择

股骨假体大小有截骨模块进行测量，一般股骨前脸滑车截骨线多于假体2mm，需要避免出现假体覆盖皮质骨的情况造成假体悬出。利用截骨块左右连个弹簧链接旋转装置可以调节假体在冠状位上内翻或者外翻（如图6-2-5）。

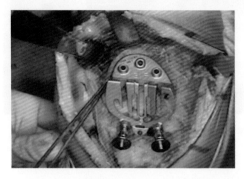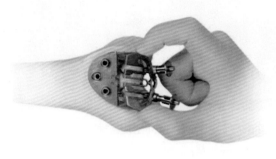

▶ **图6-2-5** 股骨假体大小测量以及冠状位位置的调整

（五）处理骨床

使用高速磨钻经截骨槽处理骨床（如图6-2-6）。

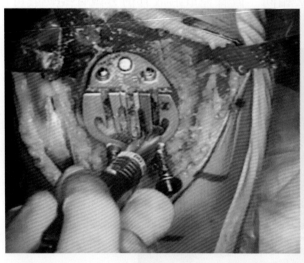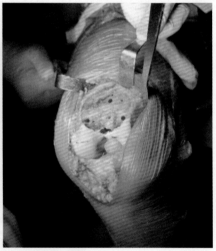

▶ **图6-2-6** 高速磨钻处理骨床

（六）处理髌骨

首先去除髌骨骨赘，使用卡尺测量髌骨厚度，以避免髌骨置换后髌骨厚度的变化。而后将髌骨向外侧翻转，如果存在髌骨外侧支持带紧张，或者髌骨向外侧倾斜的情况，可以进行适当的髌骨外侧支持带松解。髌骨显露清晰后由髌骨内侧向外侧进行截骨，截除厚度大致约10mm。保持截骨面与髌骨内外侧轴一致（如图6-2-7）。

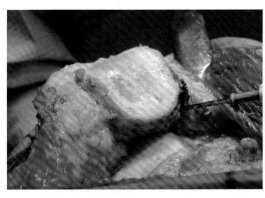
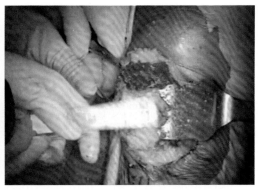

▶ 图 6-2-7 髌骨外侧支持带的松解与髌骨截骨

（七）安放试模和假体

在完成髌骨与股骨的骨床处理后安放假体试模，屈伸膝关节进行测试。注意清理髌骨过度覆盖部分，避免发生与假体之间的撞击。测试膝关节活动过程良好后使用骨水泥固定假体，完成手术（图 6-2-8）。

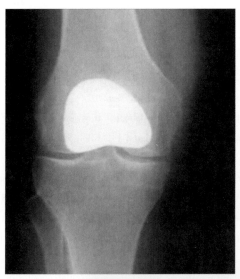
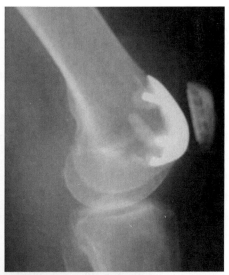
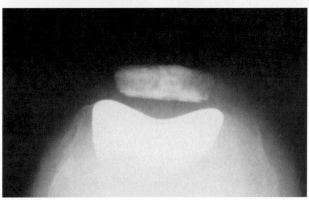

▶ 图 6-2-8 髌股关节置换术后 X 线

四、术后康复

髌股关节置换术的效果除了与手术技术、假体设计有关外，与围术期功能锻炼息息相关。髌股关节置换术后康复的目标与人工膝关节置换术基本一致，病人需要提高膝关节活动能力，包括膝关节活动度、膝关节周围肌肉力量。并且需要控制病人功能锻炼时的疼痛，提供病人心理上的支持。

股四头肌功能的康复是决定髌股关节置换术后效果的重要因素，因此术后功能锻炼最主要是帮助病人恢复股四头肌功能。术后需要嘱病人进行肌肉的主动收缩，同时鼓励并帮助病人进行膝关节主、被动屈曲活动。功能锻炼可以循序渐进，注意减少病人疼痛和肿胀，以达到更好的效果。

髌股关节置换术的病人由于创伤小，胫股关节未受影响，可以早期下地活动，以利于病人全面的康复和减少血栓。

（邵宏翊　周一新）

参考文献

[1] Amanatullah DF, Jamali AA. Patellar polyethylene spinout after low-contact stress, high-congruity, mobile-bearing patellofemoral arthroplasty [J]. Orthopedics, 2012, 35 (2)：e272-e276.

[2] Beitzel K, Schottle PB, Cotic M, et al. Prospective clinical and radiological two-year results after patellofemoral arthroplasty using an implant with an asymmetric trochlea design [J]. Knee Surg Sports Traumatol Arthrosc, 2013, 21 (2)：332-339.

[3] Calliess T, Ettinger M, Schado S, et al. Patella tracking and patella contact pressure in modular patellofemoral arthroplasty：a biomechanical in vitro analysis [J]. Arch Orthop Trauma Surg, 2016, 136 (6)：849-855.

[4] Castro AP, Completo A, Simoes JA, et al. Biomechanical behaviour of cancellous bone on patellofemoral arthroplasty with Journey prosthesis：a finite element study [J]. Comput Methods Biomech Biomed Engin, 2015, 18 (10)：1090-1098.

[5] Courtney J, Liebelt D, Nett MP, et al. Blood loss and transfusion rates following patellofemoral arthroplasty [J]. Orthop Clin North Am, 2012, 43 (5)：e44-e47.

[6] Dahm DL, Kalisvaart MM, Stuart MJ, et al. Patellofemoral arthroplasty：outcomes and factors associated with early progression of tibiofemoral arthritis [J]. Knee Surg Sports Traumatol Arthrosc, 2014, 22 (10)：2554-2559.

[7] Dedeugd CM, Pareek A, Krych AJ, et al. Outcomes of Patellofemoral Arthroplasty Based on Radiographic Severity [J]. J Arthroplasty, 2017, 32 (4)：1137-1142.

[8] Goh GS, Liow MH, Tay DK, et al. Four-Year Follow Up Outcome Study of Patellofemoral Arthroplasty at a Single Institution [J]. J Arthroplasty, 2015, 30 (6)：959-963.

[9] Vandenneucker H, Labey L, Victor J, et al. Patellofemoral arthroplasty influences tibiofemoral kinematics：the effect of patellar thickness [J]. Knee Surg Sports Traumatol Arthrosc, 2014, 22 (10)：2560-2568.

第七章
双间室置换术——内侧单髁及髌股关节置换术

膝关节骨关节炎是中老年常见病，人群发病率较高，主要原因包括人口老龄化、肥胖、运动损伤等。骨关节炎可以累及膝关节的不同间室。影像学研究发现，50%的膝关节骨关节炎病人，关节病变同时累及内侧间室和髌股关节。

当前，膝关节骨关节炎的治疗趋向阶梯化、精准化治疗。除了传统的全膝关节置换术，膝关节部分间室置换术已经成为膝关节骨关节炎阶梯治疗方案的重要组成部分。对于膝关节终末期广泛退变，全膝关节置换术仍然是经典、成熟和效果确切的术式。而对于单间室或髌股关节骨关节炎，单髁置换术或髌股关节置换术是值得推荐的术式。如果骨关节炎累及内侧单髁和髌股关节，则可以选择双间室置换术（内侧单髁置换术+髌股关节置换术）。

对于双间室骨关节炎，传统的治疗是全膝关节置换术。而双间室置换术相对于全膝关节置换术，保留了前后交叉韧带和另一个间室的骨量，术后膝关节功能和运动学更接近正常，活动度更好，手术带来的创伤也小，近年来受到重视和发展。

一、手术适应证

双间室置换术的适应证应结合单髁置换术和髌股关节置换术的适应证（参看本书相关章节）。

合适的病人应是骨关节炎累及内侧胫股关节和髌股关节，而外侧胫股关节功能完好，前交叉韧带功能良好，膝关节活动无明显受限。

膝关节的畸形不严重。通常情况下，膝关节内翻畸形<10°，屈曲挛缩畸形<15°。

不适合行单髁置换术的情况（如系统性炎症性关节炎、前交叉韧带缺陷等）也是双间室置换术的禁忌证。

如果髌股关节骨关节炎合并明显的髌骨不稳定（半脱位或脱位），有必要在术前或同期行髌骨对线手术，或者考虑全膝关节置换术。

二、手术要点

双间室置换术可以使用股骨滑车和股骨髁连为一体的假体，也可以组合使用独立的髌股关节假体和内侧单髁假体。相对于一体化假体，组合型假体可以更好地控制两个间室的假体大小和方位，目前是双间室置换术的主要选择。

因髌股关节置换中的股骨滑车截骨需要参考股骨髁关节面（Insall 线和 Whiteside 线），故最好先行髌股关节置换，再行内侧单髁置换。

组合型双间室置换术中，髌股关节置换和内侧单髁置换可以相对独立的按各自的操作标准和步骤进行手术操作（参看本书相关章节）。手术要点如下：

（一）手术入路

入路通常采用全膝关节置换术入路，膝前正中切口，髌旁内侧入路。切开关节囊后检查髌股关节和胫股关节，检查交叉韧带。清理骨赘。注意避免做内侧软组织松解。

（二）髌股关节置换

根据髌股关节炎部位和程度，髌股关节置换术可以同时置换股骨滑车和髌骨关节面，也可以仅置换股骨滑车，修整髌骨。

股骨滑车截骨使用髓内定位。安装截骨导向器，参考股骨前后轴（Whiteside 线）和通髁轴（Insall 线）设置外旋截骨角度。截骨厚度参考股骨前皮质，避免损伤前皮质（notching）。

确定股骨假体尺寸。假体应尽量覆盖截骨面，但不要悬出。使用磨锉导向器和固定桩导向器准备股骨滑车骨床。

安装股骨假体试模，检查假体与骨床贴合是否紧密，表面与股骨髁关节面过渡是否平稳。

如果髌骨也需要置换，则按髌骨置换常规步骤操作。

试模复位测试，检查髌骨轨迹。

（三）内侧单髁置换

膝关节屈曲位：使用胫骨截骨导向器。截骨面垂直胫骨机械轴，后倾 5°~7°。截骨后使用间隙测块测试屈曲间隙。如果屈曲间隙紧张，重新安装截骨导向器行胫骨平台加截骨。

膝关节伸直位：在内侧胫股关节间隙中插入间隔垫块（与屈曲位间隙测块厚度一致）。使用下肢力线杆检查下肢力线，注意避免过度矫正。使用股骨截骨导向器行股骨远端截骨。

测量股骨假体尺寸：股骨截骨导向器前缘留出2mm骨面较为合适。使用股骨截骨导向器行股骨斜面和后髁截骨。清除股骨髁边缘和后方骨赘，切除残余的内侧半月板。

测量胫骨假体尺寸：胫骨假体最好不要悬出，同时也应避免假体过小。使用胫骨基板模块准备胫骨骨床。

安装假体试模：检查膝关节活动度、软组织张力、下肢力线、髌骨轨迹。

（四）安装假体

取下假体试模，在截骨面硬化区钻孔以加强骨水泥固定。脉冲冲洗骨床。

为方便操作，可以使用两袋骨水泥，分开先后搅拌并安装内侧单髁假体和髌股关节假体。清理多余的骨水泥。等待骨水泥硬化。最后安放聚乙烯垫片。

（五）关闭切口

松止血带止血，冲洗关节。逐层缝合关节囊、皮下组织和皮肤。无菌敷料包扎。

三、结果

早期随访结果显示，双间室置换术能够很好地缓解疼痛，改善膝关节功能，术后膝关节的运动学和步态也更接近正常。

双间室置换术2年的翻修率为3%~5%。失败原因包括疼痛、假体松动、另一间室骨关节炎进展等。假体设计、假体材料、手术技术和病人的选择都会影响到假体的生存率。由于双间室置换术应用于临床时间不长，目前还没有中、长期的随访报道。

（唐杞衡　周一新）

参考文献

[1] Heekin RD, Fokin AA. Incidence of bicompartmental osteoarthritis in patients undergoing total and unicompartmental knee arthroplasty: is the time ripe for a less radical treatment? J Knee Surg, 2014, 27 (1): 77-81.

[2] Jamali AA, Scott RD, Rubash HE, et al. Unicompartmental knee arthroplasty: past, present, and future.

Am J Orthop（Belle Mead NJ），2009，38（1）：17-23.

[3] Murray DW，Liddle AD，Dodd CA，et al. Unicompartmental knee arthroplasty：is the glass half full or half empty? Bone Joint J，2015，97-B（10 Suppl A）：3-8.

[4] Ledingham J，Regan M，Jones A，et al. Radiographic patterns and associations of osteoarthritis of the knee in patients referred to hospital. Ann Rheum Dis，1993，52（7）：520-526.

[5] Noble PC，Gordon MJ，Weiss JM，et al. Does total knee replacement restore normal knee function? Clin Orthop Relat Res，2005，（431）：157-165.

[6] Lonner JH. Modular bicompartmental knee arthroplasty with robotic arm assistance. Am J Orthop，2009，38（2 Suppl）：28-31.

[7] Tria AJ Jr. Bicompartmental knee arthroplasty：the clinical outcomes. Orthop Clin North Am，2013，44（3）：281-286.

[8] Kamath AF，Levack A，John T，et al. Minimum two-year outcomes of modular bicompartmental knee arthroplasty. J Arthroplasty，2014，29（1）：75-79.

第八章
单间室置换并发症的评估和处理

第一节　单髁关节置换的失败模式

单髁关节置换术（unicompartmental knee replacement，UKA）近年来迅速发展，通过对病变间室置换，达到缓解疼痛、改善功能的目的，具有手术创伤小、骨量丢失少、术后康复快、接近生理状态等优点，是治疗膝关节单间室病变的有效方法。随着手术技术、假体设计的提高，UKA 取得满意的手术效果，假体十 10 年生存率在 85%～95%。但 UKA 仍存在着失败返修的风险，其并发症主要是对侧关节间室病变进展、假体松动、假体磨损和活动型衬垫脱位等，而失败通常与以下三个因素有关：病例选择、假体设计和手术技术。

一、UKA 失败原因

（一）病例选择

病例选择是 UKA 成功的关键一环，而病例选择不当是 UKA 失败的最常见原因。早期的手术经验显示，UKA 主要适应于膝关节单间室骨关节炎（内侧间室或外侧间室），行走时疼痛，影响生活质量，X 线显示对侧间隙和髌股间隙无累及或轻度累及，膝关节活动范围 90°以上，屈曲畸形小于 5°，膝内翻畸形小于 10°，活动量低，没有明显肥胖，年龄在 60 岁以上，交叉韧带完整的病人。

炎性关节病（如类风湿关节炎、色素绒毛结节滑膜炎、牛皮癣性关节炎、假痛风性关节炎）因为进展的滑膜炎可使残存的软骨继续受到破坏、韧带受损松弛、对侧间室病变进展，早期由于未被认识，导致极高的返修率，目前被认为是禁忌证。

根据 Kozinn 和 Scott 的标准，病人体重应<82kg。有研究认为体重指数>

$30kg/m^2$ 者翻修率高于体重指数 $<30kg/m^2$ 者。但该标准主要是针对固定平台型假体而言，因为该型假体容易出现磨损和假体松动。但活动型假体，高度适配，磨损和胫骨假体松动风险小。Murray DW 对牛津单髁关节置换后平均 5 年随访，根据 BMI 分组，结果不同体重指数的组间假体长期生存率并没有显著差别，因而认为肥胖不应列为牛津单髁关节置换的禁忌证。

对于年龄界限，目前尚无定论。大多人认为年轻者，活动量大，假体磨损快，返修率高。Kuipers 研究发现年龄小于 60 岁组返修率高于大于 60 岁组。但 Pennington 等人研究发现，UKA 在年轻病人人群效果一样良好，11 年生存率达 92%。

髌股关节的疼痛被认为是相对禁忌证，髌骨软骨下骨板的暴露和外侧负重面的磨损则是绝对禁忌证。但对于活动型单髁假体，由于假体设计的特殊性，牛津单髁设计者认为只要髌股关节面没有骨缺损、沟槽或半脱位，就可以进行单髁关节置换。Hassaballa 等人研究发现膝前痛和髌股关节退变与 UKA 手术结果无相关性，也认为膝前痛和髌股关节退变不应是 UKA 的禁忌证。

前交叉韧带的完整被认为是保证 UKA 成功的必要条件。Goodfellow 等人研究发现，UKA 具备完整前交叉韧带的病例组 6 年生存率为 95%，而前交叉韧带不完整或缺损者，6 年生存率仅为 81%。

总结目前单髁关节置换术的病例选择，有学者应用 SAW 来表示单髁关节置换的病例选择，即膝关节稳定（stability）、力线佳（alignment）、磨损局限于一个间室（wear）。

（二）假体设计

假体设计方面不足是早期 UKA 失败的原因之一。早期假体的聚乙烯衬垫过薄，股骨髁假体关节面过窄，假体容易磨损和下沉。目前假体聚乙烯衬垫厚度增至 6~8mm 以上，股骨髁假体关节面变宽，扩大了假体接触面积，减少了局部应力，从而 UKA 失败率降低。单髁关节假体系统有多种类型，主要不同在于胫骨假体部分，胫骨假体通常分为三种基本类型，分别为全聚乙烯固定型、组合式聚乙烯金属托固定型、活动型。不同类型假体优缺点各不相同。

1. 全聚乙烯固定型假体 具有聚乙烯厚度方面的优势，因而耐磨，胫骨截骨少，骨量保存好。假体安放也相对容易，手术简单。老年活动量少者比较适用。虽全聚乙烯平台具有耐磨优势，但是一旦固定，其厚度却无法再调整。Saenz 对 144 例 UKA 分析后认为全聚乙烯平台固定型假体返修率高，不建议使用全聚乙烯平台假体。

2. 组合式聚乙烯金属托固定型假体 其设计是聚乙烯部件下有一金属

托部件。附加金属托可以有效防止聚乙烯蠕变，使应力分布更均匀，方便将来可能需要的返修，但金属托的使用需要牺牲 2~3mm 聚乙烯厚度，相应的胫骨截骨增多，聚乙烯厚度减少从而耐磨性降低，增加了假体返修的风险。不过，Berger 等报道 Miller-Galante 假体 13 年生存率为 98%。Steele 等人对 203 例 St. Georg Sledge UKA 随访，20 年生存率为 85.9%，25 年生存率为 80%。

3. 活动型假体　以 Oxford 假体为代表，它的活动型半月板衬垫可以模拟正常半月板的功能，股骨髁与衬垫关节面外形相互形合，接触应力减少，聚乙烯磨损率降低，但是活动型假体由于假体部件的复杂性，手术假体安放需要特别精确，手术难度相对较高。因而，对于经验不丰富的手术医师来说其手术失败风险高。对于经验丰富的手术医师，活动型假体在年轻、活动量大的病人中是不错的选择。不过，Smith 等人 2009 年对五篇随机对照研究进行荟萃分析，发现活动型假体和限制性假体在返修率方面无统计学差异。

不同类型假体，结果略有不同，失败原因也有差别。表 8-1-1 中为目前文献报道假体的归纳表。Ashraf 报道 79 例 88 膝 St. Georg sledge 假体平均 10 年生存率为 83%。15 例进行返修，返修原因主要是关节炎进展（9 膝）、松动（6 膝）、假体磨损（4 膝）、其他（4 膝），另有 6 例在随访中出现中、重度疼痛。Steele 等人对 203 例 St. Georg sledge 单髁关节置换随访，16 例进行返修，其中 2 例返修为两种或以上原因。返修原因主要是关节炎进展（7 膝）、松动（4 膝）、假体磨损（3 膝）、股骨假体骨折（2 膝）、感染（2 膝）。Argenson 等人报道 147 人 171 例 Miller-Galante UKA 进行 Kaplan-Meier 分析，10 年生存率 94%。返修原因为髌股关节炎进展（2/147）、对侧间室进展（1/147）、假体磨损（2/147）。Pennington 等人在 1988~1996 年对 41 人 46 膝进行 Miller-Galante 假体单髁关节置换，平均随访 11 年，Kaplan-Meier 生存分析 11 年生存率为 92%，3/45 膝返修。返修原因分别为 2 例假体磨损、1 例持续膝关节疼痛并假体松动。Squire 在 1975~1982 年间对 103 人 140 例应用 Marmor 假体进行 UKA，20 年生存率为 84%。其中 10.4%（14 膝）进行了返修，4.4%（6 膝）因为松动，5.1%（7 膝）病变进展，0.7%（1 膝）出现疼痛。Murray 研究 143 例 Oxford 假体，10 年假体生存率为 98%（95% CI 93%~100%），其中 5 例进行返修。返修原因分别为外侧关节炎进展伴疼痛（1 膝）、术后疼痛（3 膝）、临床感染（1 膝）。Svard 和 Price 报道 124 例 Oxford 假体 10 年生存率为 95%，6 膝进行了返修。返修原因分别为假体磨损脱位（3 膝）、术后疼痛（2 膝）、感染（1 膝），其中 5 膝进行了全膝关节返修，1 膝为磨损假体更换。

▶ 表 8-1-1　单髁关节置换手术结果一览表

作者	假体类型	平均年龄（岁）	随访时间（年）	研究例数（膝）	生存率	翻修
Ashraf 2002	St. Georg Sled	69	9（2~21）	88	10 年生存率为 83%	15 膝：9 关节炎进展、6 松动、4 假体磨损、4 其他
Steele 2006	St. Georg Sled	67	14.8（10.0~29.4）	203	20 年生存率为 85.9%；25 年生存率为 80%	16 膝：7 关节炎进展、4 松动、3 假体磨损、2 股骨假体骨折、2 感染
Argenson 2002	Miller-Galante	66	55（3~9.3）	160	10 年生存率为 94%	5 膝：3 关节炎进展，2 假体磨损
Pennington 2003	Miller-Galante	54	11（5.6~13.8）	46	11 年生存率为 92%	3 膝：2 假体磨损、1 疼痛并假体松动
Cartier 1996	Marmor	65	12（10~18）	207	12 年生存率为 93%	9 膝
Squire 1999	Marmor	70.9	18（15~22）	140	20 年生存率为 84%	14 膝：6 松动，7 病变进展，1 疼痛
Murray 1998	Oxford	70.7	7.6	143	10 年生存率为 97%	5 膝：1 关节炎进展、3 疼痛、1 感染
Svard 2001	Oxford	69.6	12.5	124	10 年生存率为 95%	6 膝：3 假体磨损脱位、2 疼痛、1 感染

（三）手术技术

近年来报道证实 UKA 中长期生存率有了明显提高，其中手术技术进步是重要的因素。Vardi 等人报道 31 例 UKA 失败病例中有 5 例是由于手术技术引起，并且认为手术技术失误是术后 1 年内并发症发生的主要原因。Robertsson 等对瑞典膝关节置换登记中心 10 474 例 UKA 病例进行分析，认为手术者经验与手术效果密切相关，每年手术例数少于 23 膝者与每年手术例数大于 23 膝者相比，前者失败返修率要高。手术技术中，下肢力线、软组织平衡、假体固定是手术成功的三个关键要素。

1. 下肢力线　下肢力线的矫正对手术非常重要。与 TKA 相比 UKA 有很大不同，TKA 要求术后股骨-胫骨轴线在一条直线上就行，而 UKA 却复杂得多。UKA 力线矫正度数目前尚无定论。过度矫形会将应力转移至未置换侧间室，加速未置换侧间室关节炎进展。研究证实，若过度矫形 5°，对侧正常间室负荷会相应增加 50%~100%。相反，若矫形不足，又会增加置换侧间室假体的负荷，影响假体寿命，亦可导致手术失败。一般认为 UKA 需要轻度矫形，而不是简单矫正至零度，更不能矫正过度。近年研究表明，当术后的轴对位超过解剖轴内翻 2°或外翻 6°时，其失败率是其他病例的 6 倍。轻度畸形，经过骨赘清理后，有时即可以达到满意的力线。如果畸形严重，膝关节需要大幅度矫形时，则 UKA 不适合，需考虑全膝关节置换（total knee arthroplasty，TKA）。

2. 软组织平衡　单间室骨关节炎多会伴有不同程度的内翻，软组织相应紧张挛缩或松弛。通过截骨、清除骨赘，软组织可以得到松解平衡。活动型假体手术原则是不对软组织进行松解。固定型假体，大部分医师认为轻微的松解软组织可以接受，但不建议大范围的松解。对于内侧间室骨关节炎，通过截骨和软组织松解，要达到关节可以完全伸直的状态，并且内侧副韧带要稍微松弛而不是过紧。UKA 截骨后在假体试模时需要侧方应力试验检查韧带松解情况，一般要求膝关节完全伸展时关节间隙至少要有 2mm 空隙，否则说明过紧。同样，屈曲间隙至少有 2mm，以使聚乙烯衬垫在膝关节屈曲 90°时产生作用。总之，对于软组织平衡，目前绝大多数学者都不建议过紧，且宁松勿紧。因为过紧的关节可使聚乙烯衬垫早期破坏，且可使增加的应力转移至另一侧正常关节间室。

3. 假体固定　假体安放位置不精确，可以导致韧带假体撞击和运动轨迹异常。Hernigou 和 Deschamps 等人对全聚乙烯松动假体研究发现，假体安放位置不佳、后倾角度增大是发生松动失败的重要原因。研究同时发现，内翻增加和假体后倾增加会将假体接触面最大应力点向内侧后侧转移，导致胫骨假体松动、骨折、聚乙烯磨损等并发症发生。大多数单髁关节系统需要依赖骨水泥固定，在骨水泥固化前，全面彻底的清理骨面并擦拭干净非常必要，一方面可以防止多余骨水泥及碎屑形成术后关节交锁；另一方面可以避免术后假体周缘骨水泥突出对软组织的撞击等。另外，胫骨截骨时要适当减少截骨量，一方面对于保存骨量有利；另一方面接近关节间隙的干骺端处骨质坚硬，假体安置在其上，术后假体下沉和胫骨塌陷风险相对降低。除此之外，手术过程中减少假体植入时的栓孔数目和提高手术器械精确度、保护内侧皮质骨可以有效预防应力性骨折的发生。

二、UKA 并发症

（一）感染

感染是关节置换最严重的并发症。UKA 由于创伤小，感染发生率相对低。Jamsen 等人 2008 年报道芬兰 2002—2006 年 296 例 UKA 有 1 例发生感染

（0.34%），而其中心 2841 例全膝关节置换中有 23 例发生感染（0.81%）。导致感染的危险因素很多，如假体磨损产生的碎屑降低了周围组织抵抗力、局部软组织条件差、身体其他部位潜在感染、糖尿病等都是导致感染的危险因素。

　　术后感染最常见的症状就是疼痛，如经过一段时间的无症状期后突然出现疼痛，或休息与主动活动时疼痛均存在，应考虑感染的可能。单髁关节置换感染的诊治方法和全膝关节置换相同，但是放射性核素对此帮助不大。在单髁关节置换术后数年，核素扫描仍常显示固定假体下方骨代谢很活跃，为"热"区，但这不能说明有感染或者松动。C 反应蛋白和红细胞沉降率是很有效的诊断检查，但是在最初的 2~3 周可能没有阳性表现。单髁关节置换术后假体周围感染的影像学改变在早期可能出现在对侧间室，由于致病菌和慢性滑膜炎所致的软骨溶解，外侧间室关节软骨可变薄和关节边缘的多孔状改变，这类似于急性类风湿滑膜炎的表现（图 8-1-1）。最终的假体周围感染的影像学表现就是假体下方有一边界不清晰的 X 线透亮区，完全不同于大多数功能正常的单髁关节置换术后生理性透亮线。生理性透亮线宽度通常小于 2mm，并且被一层纤细的密度增强骨板所限定；病理性的损害更宽，并且透亮带的边缘有特征性病理表现。术前恰当的评估、术中严格无菌操作、术后有效抗生素的合理应用是预防感染的有效方法。单髁关节置换感染的治疗包括抗感染治疗、保留假体清创术、一期或二期全膝关节置换翻修。急性感染，可以早期切开清创和静脉使用抗生素控制感染。亚急性或慢性感染，通常采用二期全膝关节置换翻修。

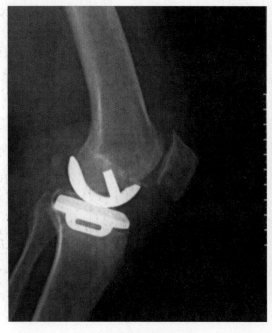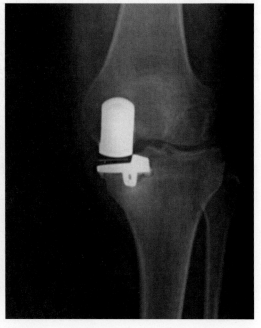

▶ 图 8-1-1　关节置换感染影像表现

（二）对侧关节间室病变进展

单髁关节置换仅对病变间室进行置换，对侧间室病变进展是其特有并发症（图 8-1-2），是手术失败返修的主要原因。Saldanha 2007 年报道英国近 15 年内 1060 例 Oxford 内侧 UKA，返修 36 例。其中首位返修原因是对侧关节间室病变进展，有 13 人，占 36%，其次为假体松动。Ashraf 报道 15 例膝 St Georg sledge 假体进行返修，其中 9 膝返修原因主要是关节炎进展。Squire 对 103 例 140 膝 Marmor 假体单髁关节置换，20 年中 14 膝进行了返修，其中一半（7 膝）是因为病变进展。Lewold 报道 14 772 例瑞典关节置换登记中心病例，内侧单髁关节置换返修原因中 25% 是外侧间室病变进展，而外侧髁置换病例的比例为 35%。

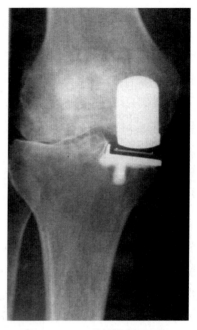

▶ 图 8-1-2　单髁关节置换并发对侧间室病变进展

手术畸形矫正过度导致对侧间室应力异常，是对侧间室病变进展的主要原因。聚乙烯磨损碎屑可引起关节滑膜炎，加速关节软骨退变；同时对侧间室内有大量聚乙烯碎屑，会加重软骨面磨损。选用接触面大、低接触应力的假体对减轻聚乙烯磨损，减缓对侧间室病变进展有一定帮助。术中避免矫形过度或不足，保持软组织足够稳定，可以防止关节炎进展等并发症发生。

对侧膝关节疼痛是对侧间室骨关节炎的主要症状。对侧间室的骨关节炎影像学改变是对侧间室的关节间隙变窄或消失，关节软骨下硬化。对侧间室边缘出现骨赘不一定提示对侧间室骨关节炎进展。若对侧间室病变进展，最终导致单髁关节置换失败，通常去除单髁假体，应用全膝关节置换翻修。

（三）无菌性假体松动

目前文献报道，UKA 术后较全膝关节置换假体无菌性假体松动与胫骨假体下沉发生率高。Saldanha 2007 年报道的英国 1060 例 Oxford 内侧 UKA 和 Dudley 2008 年报道美国东部健康中心关节置换登记的 68 例 UKA 返修病例，第二位返修原因都是假体无菌性松动。Ashraf 报道 15 膝返修病例，其中 6 膝返修原因是无菌性假体松动。Steele 等人报道的 16 例返修病例，其中有 4 膝是因为假体松动。Lewold 报道的瑞典关节置换登记中心病例，内侧单髁关节置换返修原因 45% 是假体松动，而外侧髁置换病例的比例为 31%。Mariani 等人报道 39 例保留型 UKA，15 例失败，失败原因全为股骨假体部分松动。

　　假体松动也与病例选择、假体材料和设计、手术技术等因素有关。病例选择不当，可能导致术后假体承受应力增加，加速假体磨损，聚乙烯颗粒产生增加，导致骨溶解，进而假体松动；另一方面，局部应力增加可引起假体机械性松动和下沉。病例选择不当是过去 UKA 术后假体松动主要原因。早期股骨髁假体关节面过窄，松动下沉发生率高。后来股骨髁假体关节面加宽，胫骨髁假体聚乙烯衬垫增厚至 6mm 以上并附加金属托，有效防止了应力集中和聚乙烯衬垫蠕变。选择假体过小和假体安放在松质骨上容易导致假体下沉。除此之外，假体安放位置偏差、年轻、活动量大的病人出现假体松动和下沉的机会增多。

　　单髁关节置换假体松动的可靠征象是金属假体发生移位，如胫骨假体发生倾斜或股骨假体旋转成钩状（图 8-1-3）。在骨-水泥交界的区域出现 X 线透亮区，不一定是松动，需要比较两次不同时间的 X 线来诊断，鉴别生理性透亮线。有时，需要关节镜下才可确诊。一旦发生假体松动和下沉，一般依据具体情况决定单髁翻修或行一期全膝关节置换进行翻修。

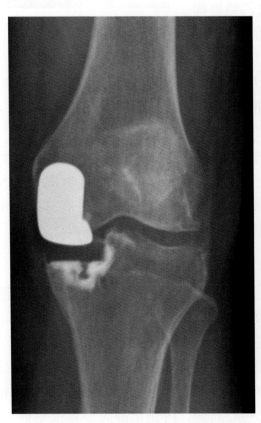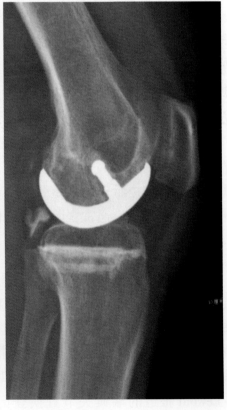

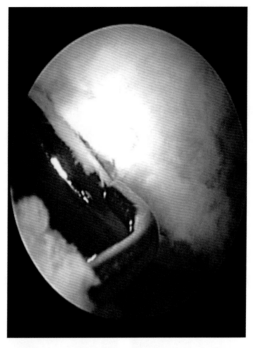

► **图 8-1-3**　单髁关节置换并发无菌性假体松动

（四）假体磨损和断裂

UKA 早期假体设计缺陷，聚乙烯衬垫过薄，磨损快，手术失败率高，因此曾一度遭受冷落和遗弃。目前随着假体设计技术进步和假体材料质量提高，手术技术改进，假体磨损而失败的病例减少。但在年轻的病人人群，活动量大，假体磨损快，返修风险仍相对高。另外，骨溶解也是假体磨损的一个不可忽视的因素。假体磨损加上局部应力增加，易出现假体断裂，但主要发生在金属部件，尤其是股骨假体，金属发生疲劳性骨折不一定需要返修，部分病人若功能良好、无或仅轻度膝关节疼痛，不需特殊治疗，只有存在明显症状者和关节不稳时才进行返修。

（五）半月板式假体衬垫脱位

半月板衬垫脱位是活动型单髁关节置换假体术后比较常见的并发症，尤其是亚洲人。Vardi 2004 年报道 1997—2002 年间进行的 206 膝 UKA，有 7 膝发生脱位，全为活动性 Alphanorm AMC 假体，所有脱位均发生在术后 1 年内，尤其是前 3 个月，7 例中有 5 例通过更换厚的聚乙烯衬垫而解决，2 例返修为 TKA。Lewold 报道的瑞典关节置换登记中心病例半月板式假体衬垫脱位率 2.3%，其是 Oxford Ⅰ 期、Ⅱ 期假体失败的最常见原因（占返修原因的 32%）。Price 发现不同期的 Oxford 假体脱位率不同，Ⅰ 期为 2.5%，Ⅱ 期 0.5%，Ⅲ 期 0.2%。

半月板衬垫脱位原因有多个方面，第一，膝关节屈伸间隙不平衡是主要原因，尤其是屈曲间隙过松，膝关节屈曲外翻应力下内侧间隙会更大，容易半月板脱位。第二，UKA 内侧副韧带不能松解，若不注意此点，可能损伤副韧带，导致内侧松弛，容易出现脱位。第三，后方撞击也可以导致半月板脱位，后方骨水泥残留或存在骨赘，可以导致膝关节深屈时与半月板衬垫撞击，进而导致半月板衬垫脱位。我们的经验是在植入半月板前，应用半月板试垫进行测试，检查并确保无撞击。

X 线检查可以发现衬垫移位的位置，同时还可能提示造成移位的原因，如骨赘、骨水泥残留、金属假体移位等。

恰当的软组织平衡、精确放置假体是降低假体磨损脱位的有效方法。半月板衬垫脱位治疗包括闭合或切开复位，更换半月板衬垫（图 8-1-4），反复脱位者或合并外侧间室骨关节炎、内侧副韧带损伤、关节屈伸间隙严重不平衡，需要全膝关节置换翻修。

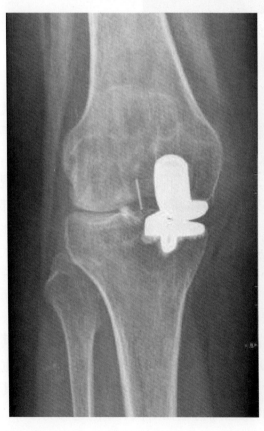
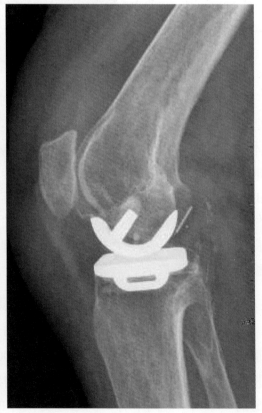

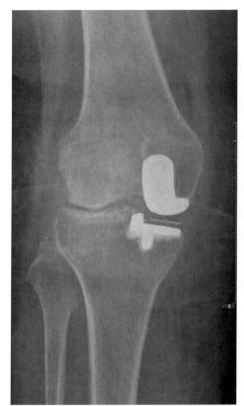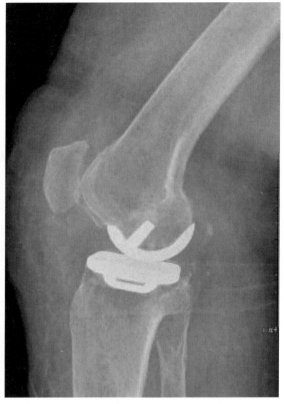

▶ **图 8-1-4** 病例

女性，57 岁。UKA 术后半月板衬垫后脱位，手术取出脱位假体，更换大一号半月板衬垫

（六）术后骨折

术后应力性骨折是 UKA 一个比较常见的并发症。Berger1999 年报道 62 例 UKA 中有 3 例（4.8%）发生胫骨骨折，其中有 1 例术中通过内固定解决，但都没引起 UKA 失败。临床资料证实，应力性骨折发生的原因是，假体置放不准确、胫骨钻孔过深、矫形不足而致置换侧负荷过大。Rudo 等人认为病人体重过大（大于 81kg）是内侧髁胫骨平台骨折发生的危险因素。韩国 Song 等人 2009 年报道 100 例小切口活动型 UKA，其中 7 例返修，2 例是因为胫骨内侧平台骨折，均进行了全膝关节置换返修，他建议保守截骨尽可能保存骨量，轻度外翻矫正畸形以降低内侧髁应力集中，保护内侧皮质骨，术后小心负重来预防骨折发生。Brumby 等人报道 4 例平台骨折，开始时实行保守治疗，但效果不佳，最后全部还是进行了全膝置换返修，他认为减少假体植入时的栓孔数目和提高手术器械精确度可以减少 UKA 骨折并发症发生率。一般发生骨折，可以内固定来处理，全膝关节置换返修也是其中一种有效处理方法。

（七）下肢深静脉血栓与肺栓塞

下肢深静脉血栓（deep vein thrombosis，DVT）形成是膝关节置换常见的并发症，尤其在全膝关节置换术中，一旦发生肺栓塞可能会导致死亡等严重后果。单髁关节置换术由于创伤小、恢复快，下肢深静脉血栓发生率较全膝关节置换低，但目前尚无大规模流行病学资料。Weale 等人对 UKA 和 TKA 进行随机对照研究，结果显示，49 膝 TKA 有 5 例发生 DVT（10.2%），而 UKA 组 45 例仅有 1 例发生 DVT（2.2%）。Yang 对 UKA 和 TKA 进行队列研究发现，50 膝 TKA 有 1 例发生 DVT 并肺栓塞（2%），而 UKA 无临床 DVT 发生。1856 年 Virchow 提出静脉壁损伤、血流缓慢、血液高凝状态是静脉血栓形成的三个必要条件。年龄大的女性、肥胖、静脉曲张、有吸烟史、糖尿病、冠心病等病人易患DVT。基于大量研究，目前对下肢静脉血栓与肺栓塞有了全面认识，循证医学证据显示对关节置换术后病人应用低分子肝素抗凝可以有效降低下肢深静脉血栓形成，机械性预防措施如下肢静脉泵、弹力袜、持续被动活动对预防下肢深静脉血栓也有一定作用。

（八）术后疼痛

UKA 术后疼痛缓解率 90%~96%，然而仍有小部分病人术后感觉疼痛。除感染、假体松动、关节炎进展、应力性骨折等原因所致外，尚有部分关节疼痛难以找到明确原因和有效治疗办法，甚至有些病人因为持续膝关节疼痛而需要进行全膝关节置换返修。Vardi 报道术后疼痛的部分病人，有些病人通过关节镜下清理冲洗可以缓解症状，关节镜发现术后软组织粘连是造成这些病人疼痛的重要原因之一。关节镜效果不好者，进行全膝关节置换返修，术中发现了关节不稳的因素存在，可能是其疼痛原因。有临床资料报道术后假体滑膜撞击是术后残留疼痛的因素之一，关节镜可以使疼痛得到一定程度的缓解。2002 年 Kobayashi 个案报道 3 例 UKA 术后疼痛病例，原因是假性痛风，3 例病人病理证实是一种焦磷酸钙晶体沉积于关节软骨并引起周围组织炎，因症状类似痛风而称之为假性痛风。

其他并发症如伤口延迟愈合、伤口感染或血肿、关节僵硬、关节肿胀、半月板损伤、血管损伤、足滑囊炎等，相对比较少见，故不一一赘述。

三、结论

单髁关节置换失败常见原因是手术技术不良，其可导致力线矫正过度而外侧间室退变、假体安装位置不良或不匹配致假体轨迹不良和松动、骨水泥技术不佳而形成游离体交锁或软组织撞击等。另外，由于近端胫骨结构的多孔性，过多的胫骨截骨会引起假体下沉。

病例选择不当可能是影响假体使用寿命的最重要因素。有广泛膝关节疼痛的病人单髁关节置换术后会有不完全的疼痛缓解。活动量大的年轻病人相对容易出现失败，需要谨慎。对老年病人来说，选择恰当的病例和良好设计的假体，单髁关节置换可获得不错的效果。

单髁关节置换并发症主要是对侧关节间室病变进展、假体松动、活动型衬垫脱位、假体周围感染等。

（张启栋）

第二节　失败单髁置换的翻修术

目前，单髁置换术已经成为除胫骨高位截骨术和全膝置换术之外治疗膝关节单间室骨关节炎的手术治疗选择之一。与全膝置换术相比，单髁置换术的优点是保留了膝关节前后交叉韧带等软组织也保留了骨量，术后康复更快，功能结果更好，更符合正常的膝关节运动学功能，同时病人主观感受上更接近于生理状态。单髁置换术治疗膝关节骨关节炎的长期随访结果要优于胫骨高位截骨术。但与初次全膝置换术相比，澳大利亚和新西兰等国家关节置换登记中心数据均显示出单髁置换术具有更高的翻修率，特别是在相对年轻的病人中，单髁置换有时会被认为是一种中继手术。

单髁置换术常见的失败原因包括未置换间室的关节炎进展、股骨或胫骨假体松动、感染、假体周围骨折，以及不明原因的疼痛等。当前处理单髁置换失败的常规方法是翻修为全膝置换术，通常认为这种翻修技术上的要求要易于初次全膝关节置换失败后的膝关节翻修术。尽管在翻修的难度上并不高，但是既往的数据显示单髁置换失败翻修为全膝置换术后的再翻修率要比初次全膝置换术后的翻修率高3~4倍。

一、术前评估

在翻修手术之前，每1例失败的单髁置换都应该进行全面的临床评估以确定失败原因并制定手术计划。应了解的内容包括详细病史、查体情况、影像学表现以及实验室检查等。对于单髁置换术后早期失败的病例而言，失败原因往往和手术操作不当或适应证选择不当相关。如假体位置不良或韧带松弛会导致活动平台假体发生垫片脱位，术中锯片切骨不当有时会增加术后早期假体周围骨折的风险。在晚期失败的原因中，主要是聚乙烯磨损、对侧间室骨关节炎进展和假体松动等。对于绝大多数单髁置换术后失败的病例都要考虑到有感染的可能性并做相关检验以排除感染。包括白细胞计数分类、血沉、C 反应蛋白，以及关节腔穿刺液的细胞计数、革兰染色和细菌培养等。在影像学检查中，标准的膝关节负重位前后位相和侧位相以及髌骨轴位相是必需的，通常还要拍摄双下肢全长相以了解下肢轴线。有时可以通过 CT 检查来了解假体位置。假体松动造成的力线改变和位置变化以及透亮线的出现进展往往都是渐进性的，因此对单髁置换术后不同时期的系列放射线片进行对比在翻修术前评估中很有意义。在放射线片中还要对股骨和胫骨侧可能存在的骨缺损情况做出评估，要考虑到翻修术中使用金属填充块以及假体延长杆甚至是限制性假体的可能性并做好相应的器械准备。

虽然绝大多数失败单髁置换的翻修手术都是翻修为全膝置换术，但根据不同的失败原因，有时也可以只是更换垫片或翻修为单髁置换术。如果假体位置良好且固定满意，只是单纯的聚乙烯垫片磨损，可以考虑只更换垫片；如果假体松动失败时术中有足够的骨量，则可以考虑仍然翻修为单髁置换术。但是，只要对上述的简单翻修方法有任何质疑，就要转行全膝置换术。

二、翻修技术

皮肤切口采用原手术切口。如果原单髁置换术采用的是微创切口，翻修时可根据需要将切口向远近端延伸。通常采用髌旁内侧入路切开关节囊显露关节。虽然在失败单髁置换的翻修手术中较少遇到伸膝装置紧张的状况，但作为翻修手术，术者应掌握股四头肌斜切、胫骨结节截骨等技术以供必要时采用。在切除瘢痕和滑膜组织、松解粘连后，要对原单髁假体和未置换间室以及韧带功能做出探查评价，以确认是否采用只更换垫片或仍翻修为单髁关节的方法。

大多数失败的单髁置换术都需要转行全膝置换术。显露完成后，在开始取出原假体前，可以先进行股骨开髓并放置股骨远端截骨导向器，这样就可以利用保留的原假体准确地判断关节线以确定股骨远端截骨水平，此时可以先完成一部分截骨。使用骨刀或薄锯片小心分离假体-骨水泥界面，特别是要处理好后髁区域，取出假体时尽可能少破坏下面的骨床，使骨缺损最小化（图 8-2-1，图 8-2-2）。

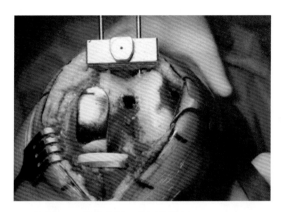

▶ 图 8-2-1　分离假体-骨水泥界面

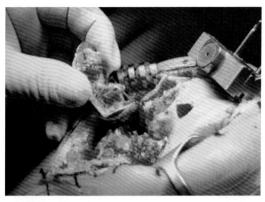

▶ 图 8-2-2　取出假体

取出股骨假体后，完成全部股骨远端截骨，小的骨缺损可以通过增加截骨量的方法处理，但要注意增加股骨远端截骨量对关节间隙上移的影响，这在采用后交叉韧带保留型假体进行翻修时尤为重要。股骨假体上的凸柱经常会在股骨远端留下小的包容性骨缺损，用自体松质骨或骨水泥填充即可。如果股骨远端缺损较大，则可能使用金属填充块或结构植骨来处理。

完成股骨远端截骨后，胫骨近端会得到更充分的显露。如果胫骨假体是全聚乙烯型假体，可以从假体-骨水泥界面间直接切开，聚乙烯上的小柱直接锯断即可，小柱和残留的骨水泥可以用刮匙以及磨钻帮助取出。取出带金属基板的胫骨假体时则需要同之前取出股骨假体一样用骨刀或薄锯片分离假体金属基板-骨水泥界面，然后将假体连同固定柱部分完整取出，有的假体可以用打拔器械完成取出，大多情况下需要用宽骨刀抵在金属基板下方，用锤子向上将假体打出。取出残存的骨水泥时要小心操作，避免人为造成额外的骨缺损。

去除胫骨假体后，使用同初次全膝置换术同样的髓外或髓内定位装置安放胫骨截骨导向器。切骨的水平参考完整的健侧室平台，通常用比针将健侧室平台的切估量控制在 8~10mm，此时可以判断患侧室的骨缺损程度。如果此时仍然存在较小的骨缺损，可以采用增加切骨量并使用较厚垫片的方法来消除骨缺损，当然，较小的骨缺损也可以直接用骨水泥填充。对于包容性骨缺损可以使用自体松质颗粒骨植骨。5~10mm 的较大骨缺损，可以使用金属填充块处理，10mm 以上的骨缺损则需要使用结构性植骨。对于使用了金属填充块或结构植骨的病例，需要使用假体延长柄来传导转移关节面的负荷。

在测量决定股骨侧假体大小并确定假体外旋角度时，务必先标记确认通髁线和 Whiteside 线并以之为参考进行定位。因为去除了原假体的股骨后髁会存在不同程度的骨缺损，使得参考后髁来决定假体大小和外旋角度并不准确。四合一截骨模块按照正确的外旋角度放置好后，完成股骨前后髁的截骨，这之后再次判断股骨后髁是否仍然存在骨缺损以及是否需要使用金属填充块，通常这种情况不会出现（图 8-2-3，图 8-2-4）。对于使用了股骨远端或后髁金属填充块的病例，如果只是单一位置且垫块厚度不超过 5mm，不需要使用股骨假体延长杆。

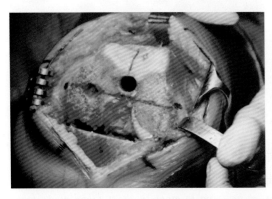

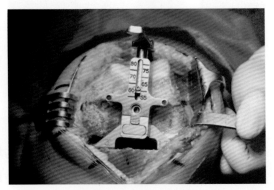

▶ 图 8-2-3　四合一截骨模块按照正确的外旋角度放置好后，完成股骨前后髁的截骨　　▶ 图 8-2-4　再次判断股骨后髁是否仍然存在骨缺损以及是否需要使用金属填充块

　　使用间隙测块或其他间隙测量工具检查屈伸间隙的平衡情况。由于单髁置换术本身基本保留了膝关节全部正常的韧带功能和软组织条件，所以即使在失败后的翻修手术中，所需要的软组织平衡技术与初次全膝置换术基本没有区别。通常使用后稳定型假体即可完成单髁置换术的翻修，对于后交叉韧带功能尚好且术中关节线水平控制良好的病例也可以使用后交叉韧带保留型假体。

　　髌骨的置换对于失败单髁置换术的翻修并不是必须的，可按照初次全膝置换术的标准根据术者的习惯和经验而定。

三、术后结果

　　用单髁置换术翻修失败的单髁置换术并不是常规推荐的手术方法。在瑞典人工关节登记中心 1975—1995 年记录的 14 772 例初次单髁置换术中，1135 例进行了翻修，其中 232 例是使用单髁假体的翻修术。在翻修术后 5 年时，仍然选择单髁假体的翻修术的再翻修率比采用全膝置换术的翻修术的再翻修率高 3 倍。新西兰人工关节登记中心 1999—2008 年记录的 4284 例初次单髁置换术中，236 例进行了翻修，其中 205 例是使用全膝假体的翻修术，31 例使用单髁假体，与同一时期记录的初次全膝置换术失败后的翻修术相比，前者的再翻修率高 3 倍，而后者的再翻修率高 12 倍。这些结果显示出单髁置换失败后转行全膝置换术是更好的选择。

单髁置换术失败后翻修术的结果和最初使用的假体、失败模式、手术技术以及医生的经验等多方面因素相关。单髁假体设计以及相关手术技术的不断改进发展，也会使单髁置换术失败后翻修为全膝置换的结果有所改善。当今的单髁置换术失败的主要原因是聚乙烯垫片的磨损、对侧室骨关节炎进展、假体无菌性松动、活动平台假体垫片脱位等。在所有的情况下，翻修术中股骨侧均可使用初次全膝置换术的股骨假体，而在胫骨侧，骨缺损的情况通常也并不十分严重，可根据程度选择骨水泥填充、自体松质骨植骨、金属填充块和延长杆进行处理。在早期使用全聚乙烯胫骨假体的病例中，胫骨假体塌陷松动造成的失败会导致较为明显的骨缺损。这一情况在使用了带金属基板胫骨假体的单髁置换术中并不常见。

Johnson 等报道了 35 例单髁置换术失败后翻修为全膝置换的结果，10 年假体生存率为 91%，有 3 例术中使用了金属填充块或延长杆，生存率和临床结果都与初次全膝置换术相仿。但在 Miller 的报道中，单髁置换术后失败转行全膝置换术与初次全膝置换术相比，具有更高的手术并发症发生率和更差的临床结果。在 Manson 的报道中，43 例单髁置换术失败后的翻修中，超过 50% 的病例使用了金属填充块、延长杆或限制性垫片。尽管与初次全膝置换术相比，单髁置换术失败后转行全膝置换术会面对一定的技术挑战，特别是在骨缺损的处理方面，但是与全膝置换术失败后的翻修术相比，后者显然具有更高的手术技术难度和更差的临床结果。Saldanha 等多中心报道单髁翻修术与全膝翻修术相比，手术更简单，并发症更少，临床结果更优。

四、总结

大部分的单髁置换术失败后均需要转行全膝置换术，只有在某些合适的条件下，才考虑只进行垫片更换或仍使用单髁假体进行翻修。在翻修术中可能遇到的技术性挑战主要受到单髁假体类型、失败机制的影响，特别要注意的问题是股骨侧的旋转定位方法和胫骨侧骨缺损的处理。尽管大部分翻修都可以使用初次全膝置换术的假体完成，既可以是后稳定型假体也可能是后交叉韧带保留型假体，但在进行单髁置换术失败后的翻修术前计划时，仍应常规备好翻修器械，包括金属填充块、延长杆、各种厚度不同类型的垫片包括半限制型垫片，以应对术中可能出现的复杂情况。

（蒋　毅）

第三节　单间室置换术后疼痛的评估

随着假体设计和病例选择的改进，单间室置换的长期生存率已经明显提高，有报告 10~13 年随访的生存率在 96%~98%。关节置换的首要目的是解决疼痛，虽然单间室置换术后成功率提高，但术后持续疼痛仍然是术后失败的危险信号，必须引起重视，并认真分析评估，及时妥善处理。

导致单间室置换术后疼痛的原因很多，涉及手术相关因素，也有非手术因素，定位包括关节内原因和关节外原因，具体并发症有感染、假体松动、未置换间室退变、软组织撞击、外侧半月板撕裂、髌股关节退变、应力性骨折、神经根疾病等。

一、临床评价

单间室置换术后持续性疼痛需要通过详细的病史分析、体格检查、实验室检查和影像学分析来充分评估。

（一）病史

详尽地了解病史对单间室置换后疼痛的诊断有着非常重要的价值。病史采集过程中重点要分析疼痛的特点，包括疼痛的定位，是内侧疼痛还是外侧疼痛，局部疼痛还是放射痛，导致疼痛加重或缓解的因素是什么，疼痛发生在什么体位，最容易发生的时间、持续时间以及疼痛的强度。如同全膝关节置换术一样，单间室置换术后膝关节完全无痛可能需要 6~12 个月。如果病人术前疼痛在术后没有明显改善，那么最初诊断可能是错误的或者病例选择可能不当，或由其他部位疾病引起。如果术后疼痛性质与术前不同，那么就有可能是手术所导致。术后持续疼痛、术后疼痛无缓解常提示有感染、假体周围骨折、撞击，或假体初始稳定性不佳。迟发性疼痛常发生在无菌性松动、低毒性感染、骨溶解或不稳。与活动相关的疼痛往往提示假体松动、微骨折、滑囊炎等。疼痛部位非常重要，可提供潜在的诊断线索。如果疼痛位于外侧间室，可能是外侧间室骨关节炎或外侧半月板损伤；局限于鹅足区域，可能是鹅足滑囊炎；位于切口，可能是缝线线头反应所致。

（二）体格检查

详尽的体格检查对于疼痛鉴别是必需的。体格检查首先要观察膝关节局部皮肤、手术切口周围有无红肿或窦道。膝关节周围局部固定压痛往往提示该部位为病灶区域、疼痛来源，如腓骨头处压痛提示股二头肌止点炎；外侧副韧带走行部压痛提示外侧副韧带损伤；股骨外上髁压痛提示髂胫束炎；髌骨上缘压痛提示股四头肌止点病；髌韧带压痛提示髌腱周围炎；胫骨结节内侧部压痛提示鹅足滑囊炎；内侧副韧带走行部压痛提示内侧副韧带损伤；外侧关节线平面压痛提示外侧间室退变或外侧半月板损伤。膝关节主动、被动活动度及其与疼痛的相互关系也需注意。如果关节活动时在某一特定位置反复出现疼痛，往往提示假体撞击、假体不稳定或松动。无论关节主动或被动活动，只要一活动就引起疼痛，则往往提示感染。腰椎间盘退变引起的坐骨神经痛常可出现被动直腿抬高试验阳性和其他神经定位症状、体征。此外，还要对神经和血管进行详细检查。

（三）影像学评价

关节置换术后应常规拍摄膝关节前后位、侧位、和髌骨轴位 X 线，并做好存档，以方便随访的不同时期进行对照，发现细微变化，帮助鉴别单间室置换术后疼痛的病因。必要时拍摄应力位 X 线，帮助评估外侧间室软骨局部的厚度变化，鉴别是否出现外侧间室退变。对侧间室的骨关节炎影像学改变是对侧间室的关节间隙变窄或消失，关节软骨下硬化。单间室置换假体松动的可靠征象是金属假体发生移位，如胫骨假体发生倾斜或股骨假体旋转成钩状。在骨-水泥交界的区域出现 X 线透亮区，不一定是松动，需要比较两次不同时间的 X 线来诊断，需要鉴别生理性透亮线。生理性透亮线宽度通常小于 2mm，并且被一层纤细的密度增强骨板所限定；感染或者松动假体周围的病理性透亮线更宽，并出现增强线。单间室置换术后假体周围感染的影像学改变在早期可能出现在对侧间室，由于致病菌和慢性滑膜炎所致的软骨溶解，外侧间室关节软骨可变薄和关节边缘的多孔状改变。这类似于急性类风湿滑膜炎的表现。最终的假体周围感染的影像学表现就是假体下方有一边界不清晰的 X 线透亮区，完全不同于生理性透亮线。如果胫骨假体悬出超过 3mm，可能导致对周围组织激惹。半月板衬垫脱位行 X 线检查可以发现衬垫移位的位置，同时还可能提示造成移位的原因，如骨赘、骨水泥残留、金属假体移位等。

二、术后疼痛的鉴别

（一）假体周围感染

感染是造成单间室置换术后持续性疼痛的最主要原因，需要首先考虑并进行排除。当然，单间室置换微创，另外，随着无菌技术、手术技巧的进步，感染发生率相比全膝关节置换术低，但关节置换一旦发生感染会造成灾难性后果，需要早期诊断、及时处理。关节置换术后感染最常见的症状就是术后疼痛。如经过一段时间的无症状期后突然出现疼痛，或休息与主动活动时疼痛均存在，应考虑感染的可能。典型的红、肿、热、痛炎症表现多见于急性感染者。慢性感染可形成窦道，但临床症状及体征往往比较轻微，症状不典型，容易与无菌性松动相混淆。

实验室检查可以帮助我们鉴别。常用的化验检查包括红细胞沉降率（erythrocyte sedimentation rate，ESR）、C 反应蛋白（C-reactive protein，CRP）、血常规、关节穿刺液细胞计数和培养。ESR 通常在术后 3 个月降至正常，CRP 一般在术后 3 周恢复到正常水平。关节穿刺是诊断感染的重要手段。如果人工关节置换术后 ESR（>30mm/h）和 CRP（>20mg/L）持续异常，关节液穿刺细胞计数>27 800/μl，多形核白细胞比例>89%，提示可能存在感染。联合应用 ESR、CRP、血常规、关节穿刺细胞计数增加感染检测的敏感度和特异度。细菌培养是诊断感染的"金标准"，应包括需氧菌、厌氧菌培养及药敏试验，如果高度怀疑感染，初次培养阴性时，可以行多次关节穿刺。关节穿刺属有创性检查，应严格无菌操作。另外，病人在穿刺前停用抗生素至少 2 周时间，以避免假阴性结果。

影像学上，单间室置换感染的放射性核素检查意义不大。在单间室置换术后数年，核素扫描常仍显示固定假体下方骨代谢很活跃，为"热"区，但这不能说明有感染或者松动。单间室置换术后假体周围感染的影像学改变在早期可能出现在对侧间室，由于致病菌和慢性滑膜炎所致的软骨溶解，外侧间室关节软骨可变薄和关节边缘的多孔状改变。这类似于急性类风湿滑膜炎的表现。最终的假体周围感染的影像学表现就是假体下方有一边界不清晰的 X 线透亮区。CT 检查有助于判断骨溶解的位置和程度。MRI 检查对单间室置换术后外侧间室软组织评估有一定价值。

术中冷冻切片及术后石蜡切片检查可以进一步明确诊断，每高倍视野（×400）内多形核白细胞超过 5 个，或任何一个部位高倍视野内多形核白细胞超过 10 个即可诊断感染。

（二）除感染以外的疼痛原因分析和诊断

除了感染以外，还有许多其他的因素造成膝关节置换术后疼痛，根据造成疼痛因素的部位可以分为关节内因素和关节外因素（表 8-3-1）。

▶ 表 8-3-1　单间室置换术后疼痛的可能原因

假体周围感染
假体松动
外侧间室退变
假体悬出
假体发生撞击
衬垫对骨骼（活动型衬垫设计的假体）
髌骨与假体（固定型衬垫设计的假体）
游离体
骨水泥
游离骨块
外侧半月板撕裂
髌股关节磨损
聚乙烯磨损
病例诊断错误、适应证选择不当
应力性骨折
同侧髋部疾病
神经根疾病
反射性交感神经营养不良

1. 关节外因素　引起单间室置换术后疼痛的关节外因素，包括腰椎病变（腰椎间盘突出症、腰椎管狭窄）、髋关节疾病、血管疾病（血管功能不良、动脉瘤、血栓形成）、髂胫束炎、反射性交感神经营养不良、心理疾病等。虽然上述原因不常见，但分析术后疼痛原因时，不能忽略上述因素。

2. 关节内因素　引起单间室置换术后疼痛的关节内因素，包括感染、外侧间室退变、假体松动、聚乙烯磨损、假体周围骨溶解、关节纤维化、软组织撞击等。尽管引起单间室置换术后疼痛的关节内因素很多，但首先要通过检查排除感染因素的存在，然后考虑其他原因。

（1）对侧间室的骨关节炎：对侧膝关节疼痛是对侧间室关节炎的主要症状。对侧间室的骨关节炎影像学改变是对侧间室的关节间隙变窄或消失，关节软骨下硬化。对侧间室边缘出现骨赘不一定提示对侧间室骨关节炎进展。

（2）假体松动：单间室置换假体松动的可靠征象是金属假体发生移位，如胫骨假体发生倾斜或股骨假体旋转成钩状。在骨-水泥交界的区域出现 X 线透亮区，不一定是松动，需要比较两次不同时间的 X 线来诊断，需要鉴别生理性透亮线。有时，需要关节镜下才可确诊。

（3）髌骨周围痛：手术采用膝关节内侧切口，常常会将髌骨周围皮神经切断，术后一般会出现髌外下方皮肤麻木，有时还会有审电般皮肤过敏和疼痛现象，一般这种情况会随着神经修复而慢慢恢复。

（4）假体边缘悬出撞击引起的疼痛：假体周围悬出超过 2~3mm 时，容易与周围软组织撞击摩擦而产生不适，这种不适主要表现为酸痛、弹响和胀痛，尤其屈伸时明显。另外，对于活动型半月板衬垫假体，由于半月板衬垫非限制性，若运动轨迹不良，可以在屈伸活动时对周围软组织撞击而产生疼痛，该种疼痛位置主要是前内侧关节间隙并且与屈伸运动明显相关。

（5）腘窝处的疼痛：术后还有一些疼痛出现在腘窝部，这类病人常伴有膝关节轻度屈膝畸形，行侧位 X 线检查时常发现膝关节后方存在骨赘或游离体。如果股骨后方的赘骨、游离体没有清理彻底时，不仅影响术后伸膝障碍，还会妨碍屈膝活动，进而引起疼痛。

（6）软组织撞击综合征：关节内软组织刺激有很多原因，包括前面提到的假体悬出，还包括骨赘残留、骨水泥残留形成游离体、假体边缘骨水泥突出、关节内的纤维条带等。

（7）其他：如颗粒引起的滑膜炎、复发性关节血肿、异位骨化、皮下神经瘤等。磨损颗粒导致的滑膜炎常常发生在术后几个月到数年，常常伴有关节积液，严重情况下还可以闻及关节摩擦音。异位骨化也可以导致疼痛。当发生滑膜或瘢痕组织嵌顿时会表现疼痛和关节内血肿反复发作。

有研究报道，内侧单间室置换术后造成的内侧负荷集中，并出现相关的骨与软组织的高压力，出现内侧疼痛，尤其是胫骨的倾斜角度增加时。不过，该部分研究尚未完全明了，还需要在这个领域做更多的研究工作以支持。

三、总结

虽然单间室置换术后成功率提高，但术后持续疼痛仍然是术后失败的危险信号，必须引起重视，并认真分析评估，及时妥善处理。

单间室置换术后造成疼痛因素的部位可以分为关节内因素和关节外因素。术后疼痛常见并发症有感染、假体松动、未置换间室退变、软组织撞击、外侧半月板撕裂、髌股关节退变等。感染是造成单间室置换术后持续性疼痛的最主要原因，需要首先考虑并进行排除。单间室置换术后放射透亮线虽然非常常见，并不总是意味着病理过程。由于关节置换术后疼痛症状可以持续 6~12 个月，只有经历了适当的时间观察后再谨慎的考虑翻修。

（张启栋　郭万首）

参考文献

［1］ Murray DW, Pandit H, Weston-Simons JS, et al. Does body mass index affect the outcome of unicompartmental knee replacement? ［J］. Knee, 2013, 20: 461-465.

［2］ Kuipers B M, Kollen B J, Bots P C, et al. Factors associated with reduced early survival in the Oxford phase III medial unicompartment knee replacement. ［J］. Knee, 2010, 17: 48-52.

［3］ Badawy M, Espehaug B, Indrekvam K, et al. Higher revision risk for unicompartmental knee arthroplasty in low-volume hospitals. Acta Orthop, 2014, 85: 342-347.

［4］ Manson TT, Kelly NH, Lipman JD, et al. Unicondylar knee retrieval analysis. J Arthroplasty, 2010, 25 (6 Suppl): 108-111.

［5］ Pearse AJ, Hooper GJ, Rothwell A, et al. Survival and functional outcome after revision of a unicompartmental to a total knee replacement: the New Zealand National Joint Registry. J Bone Joint Surg, 2010, 92B (4): 508.

［6］ W-Dahl A, Robertsson O, Lidgren L, et al. Unicompartmental knee arthroplasty in patients aged less than 65. Acta Orthop, 2010, 81 (1): 90.

［7］ Carr AJ, Robertsson O, Graves S, et al. Knee replacement. Lancet, 2012, 379 (9823): 1331-1340.

［8］ Robertsson O, W-Dahl A. The risk of revision after TKA is affected by previous HTO or UKA. Clin Orthop Relat Res, 2015, 473 (1): 90-93.

［9］ Pandit H, Jenkins C, Gill HS, et al. Minimally invasive Oxford phase 3 unicompartmental knee replacement: results of 1000 cases. J Bone Joint Surg, 2011, 93B (2): 198.

［10］ Price AJ, Svard U. A second decade lifetable survival analysis of the Oxford unicompartmental knee arthroplasty. Clin Orthop Relat Res, 2011, 469 (1): 174.

［11］ Burnett RS, Nair R, Hall CA, et al. Results of the Oxford Phase 3 mobile bearing medial unicompartmental knee arthroplasty from an independent center: 467 knees at a mean 6-year follow-up: analysis of predictors of failure. J Arthroplasty, 2014, 29: 193-200.

［12］ Foran JR, Brown NM, Della VC, et al. Long-term survivorship and failure modes of unicompartmental knee arthroplasty. Clin Orthop Relat Res, 2013, 471: 102-108.

［13］ Mozella AP, Borges GF, Osterno VJ, et al. Revision of unicompartmental knee arthroplasty: implants used and causes of failure. Rev Bras Ortop, 2014, 49: 154-159.

［14］ Kandil A, Werner BC, Gwathmey WF, et al. Obesity, morbid obesity and their related medical comorbidities are associated with increased complications and revision rates after unicompartmental knee arthroplasty. J Arthroplasty, 2015, 30: 456-460.

第九章

单间室置换术的围术期管理

一、围术期管理的快优康复理念

近年来，快速康复的概念被引入到人工关节外科的围术期管理。膝关节单间室置换（unicompartmental knee arthroplasty，UKA）因手术创伤较小，比人工全膝关节置换更适合应用快速康复方案。但笔者需强调，我们更愿意将这种康复理念称为快优康复。它既要求快速，又要求优质。快优康复的目标应包含三个方面——提高疗效并降低风险、改善病人体验和提高临床效率。这三个方面互相联系，密不可分。在贯穿术前术后的全程中，在流程安排和节点控制的两个层面上，都要尽力实现上述三个方面的目标。

二、围术期管理的重要节点

（一）麻醉

UKA 的切口和显露范围均小于全膝关节置换，故可采用比全膝关节置换更轻量的麻醉（light anesthesia）。轻量麻醉即减少麻醉对全身重要脏器甚至是对肢体大范围的影响，在保障麻醉效果的基础上，尽可能选用对全身脏器和肢体干扰较小的麻醉方式。

以膝关节内侧间室 UKA 为例，推荐采用腰麻联合内收肌管神经阻滞麻醉（adductor canal block，ACB），或单用 ACB（图 9-0-1）。隐神经自内收肌管出口向远端走行后，其远端有一支恒定的分支即隐神经髌下支，另有一部分人会发出股内侧皮神经。股内侧皮神经支配髌前和膝上内侧皮肤感觉，髌下支支配膝关节前内侧皮肤感觉及内侧关节囊、鹅足等。这两支感觉神经的分支及其末梢，可覆盖内侧单髁置换所涉及的几乎全部范围。大部分病人在 ACB 成功后，即可获得足够的术中镇痛效果。另外，内收肌管置管连续阻滞还可用于术后病人自控镇痛（patient controlled analgesia，PCA）。为增强术中麻醉效果，收肌管神经阻滞可与腰麻联合应用。因隐神经无分支支配重大肌肉，所以收肌管阻滞不会对膝关节肌力造成影响，可以有效避免股神经阻滞带来的伸膝无力及摔倒风险，有利于病人早期下地和功能锻炼。国外已有很多中心采用神经阻滞麻醉和镇痛来进行当日出院的 UKA 门诊手术。作者所在医院行内侧间室 UKA 最常采用的麻醉方式为腰麻复合单次收肌管阻滞麻醉，而全麻、连续硬膜外麻醉和股神经阻滞麻醉现已很少用于 UKA。

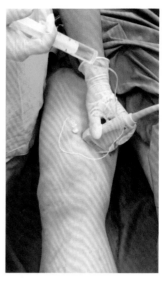

▶ 图 9-0-1　内收肌管阻滞

若行外侧间室 UKA 及髌股关节置换，单纯 ACB 通常不足以满足手术需求，常需采用股神经阻滞并联合腰麻。

（二）胃肠道管理

人工关节置换术后胃肠道不良反应是常见的并发症，如术后恶心呕吐（postoperative nausea and vomiting，PONV）等，严重者可发生上消化道出血。围术期管理中，应尽量减少对胃肠道正常功能的影响。

术前进食时间应尽可能控制在较短时间之内。长时间空腹会干扰胃酸等消化液分泌的周期性节律，导致原有胃肠道疾病加重、术后胃肠道功能恢复延迟等。长时间的禁食禁饮还可导致病人出现焦虑、血容量不足、低血糖、应激性溃疡等。

1999 年美国麻醉医师协会（the American society of anesthesiologists，ASA）重新制定了术前禁食指导方案，即成人择期手术的 2 小时之前可以饮用一些清淡的液体，6 小时之前可以进食少量清淡饮食，如牛奶、面包等。

另外，UKA 术前无需灌肠或口服泻药。因麻醉对腹部无干扰，术后卧床时间短，病人术后很快即可正常排便。

（三）疼痛管理

UKA 的围术期多模式镇痛方案，类似于全膝关节置换术。这种多模式方案包括：术前口服非甾体抗炎镇痛药，麻醉时进行神经阻滞镇痛，术中注射鸡尾酒进行局部浸润，术后使用 PCA、冰敷和口服药物等。

研究表明，术前使用塞来昔布等药物进行超前镇痛，可减轻术后疼痛。术中注射鸡尾酒可在术后 24 小时甚至更长时间内有效镇痛，从而减少阿片类药物使用，缩短住院时间。这种鸡尾酒疗法，其效果不亚于股神经阻滞，而且神经损伤等并发症发生率低于股神经阻滞。

术后 PCA 的选择有静脉 PCA 及外周神经阻滞 PCA 两种。有研究证明静脉 PCA 的使用是 PONV 的独立危险因素，故我们更推荐使用外周神经阻滞 PCA。

术后冰敷可同时起到镇痛、止血等作用。研究发现膝关节手术后使用冷疗装置持续冰敷和化学冰袋间断冰敷在镇痛效果、膝关节功能、并发症发生率和住院时间上均没有优劣之分。作者所在单位，UKA 术后常规使用化学冰袋冰敷，既经济又能起到镇痛、止血、消肿等作用。

（四）功能锻炼

快优康复方案要求创造便利条件让病人尽早实现功能恢复。早期功能锻炼既可以减少卧床带来的并发症，如坠积性肺炎、褥疮、下肢血栓等；又可以减少肌肉萎缩，使膝关节尽早恢复功能，使病人尽早恢复正常生活和社会活动。

膝关节术后功能锻炼的重点在于膝关节屈伸活动度及肌肉力量。杜辉等人对 1013 例全膝关节置换术后病人满意度进行了研究，发现：中国人在膝关节置换术后最关心的功能和问题依次是缓解疼痛、平地行走、上下楼梯；而病人最不满意的方面依次是交叉腿坐下、蹲起、快速行走或慢跑。比较后可发现，既重要又容易让病人不满意的方面为，快速平地行走或慢跑、蹲起和上下楼梯。由此分析即可发现，膝关节活动度和肌肉力量是术后功能锻炼最重要的方面。

作者所在单位鼓励 UKA 病人在麻醉恢复后即刻开始下肢肌肉力量训练和膝关节伸直训练，在手术当天或次日晨即下地活动。我们特意为卧床期间的病人设计了肌肉力量综合训练操，包含踝部屈伸、伸膝下压、屈膝滑足和直腿抬高四个小节（详见《髋膝关节置换快优临床路径及康复指南》一书）。另外，我们 UKA 术中一般不留置引流管，术后即刻可开始被动伸膝和屈膝锻炼，麻醉恢复后若病人一般情况允许，即可开始下地行走和坐位主动屈伸膝关节功能锻炼。

快优康复方案鼓励病人在舒适范围内尽早进行进阶式功能锻炼，但不强求病人在极短时间内实现某一功能指标。所有手术创伤和麻醉创伤的恢复都需要遵循损伤与修复的基本原则。通常术后 2 周内被认为急性炎性反应期，此时手术切口正进行逐步的愈合，故不应在此阶段进行极剧烈的锻炼。通常在两周之内，可进行完整的膝关节伸直训练保证可完全伸直，及平稳地平地行走。肌肉力量及膝关节的屈曲活动范围训练，可逐步进行。至 2 周时，一般要求肌肉力量满足在工具辅助下平地行走无限制，屈曲度数在 90°~100° 以上即可。在 2 周以后，局部伤口已愈合达到适当强度，疼痛明显减轻，肿胀逐步消退，可逐渐增加屈膝角度至所需范围。

违背上述原则的暴力功能锻炼，均可能加重创伤，给病人带来更大程度的不适，而这正与提高病人满意度的目标相悖。快优康复理念强调，提供最优化的手术技术及围术期管理，减少创伤，给病人创造条件进行舒适的康复，而不是暴力地催促病人进行功能锻炼。

（五）静脉血栓栓塞的预防及血液管理

近年来，人工关节术后的静脉血栓栓塞（venous thromboembolism，VTE）的预防，经历了一波三折的变化。这一话题仍存在较大争议。但目前总体趋势是，大部分学者已认识到过激的抗凝会带来明显的出血风险，且对致死性肺栓塞的预防作用有限。读者可参考美国胸科医师学会（American college of chest physicians，ACCP）最近几版关于骨科手术的 VTE 预防指南的变化。

ACCP 第九版骨科术后 VTE 预防指南指出：对于骨科大手术的病人，推荐使用以下任一预防药物：低分子量肝素、璜达肝癸钠、达比加群、阿哌沙班、利伐沙班（用于全髋关节置换术或全膝关节置换术，但不包括髋部骨折手术）、低剂量肝素、调整剂量维生素 K 拮抗剂或阿司匹林（推荐级别均为 1B 级），或至少使用 10~14 天的间歇充气加压装置（intermittent pneumatic compression device，IPCD）（推荐级别：1C 级），优于不用抗栓预防治疗。对于接受药物预防的病人，建议住院期间加用间歇充气加压装置（推荐级别：2C 级）。建议延长血栓预防时间至术后 35 天（推荐级别：2B 级）。对于出血风险较高的病人，建议使用间歇充气加压装置预防或不做预防（推荐级别：2C 级）。

结合上述指南的最新推荐方案，作者对 UKA 术后病人所采取的 VTE 常规预防方案为：术后第 1 天开始口服阿司匹林 100mg，qd，直至术后 1 个月左右，且住院期间加用 IPCD（双下肢均每日两次）。对于既往有血栓病史的病人，因再发 VTE 风险高，药物预防改为低分子量肝素皮下注射。对于既往有出血风险的病人，术后仅使用物理预防。

作者所在单位行 UKA 均为全程止血带下手术，术后常规不放置引流管，术毕采用弹力绷带自足向近端至大腿中段进行加压包扎，包扎完毕后再松开止血带，术后 48 小时松解弹力绷带。术后常规应用卡络磺钠、冰敷等止血治疗。近 5 年内，无，1 例 UKA 病人需输血治疗。

（六）病人宣教

病人宣教是影响病人满意度的另一重要因素。术前充分知情，术后给予便利的康复指导方案，并让病人对整个诊治流程提前知晓，是病人宣教的重要部分。

我们推荐的病人宣教方案为：术前尽早给病人发放流程告知方案，并预先告知手术时间、出院时间等重要时间节点，让病人做到心中有数；术前发放康复指导手册并组织观看康复视频，让病人在术前无手术疼痛干扰时预先学习并演练功能锻炼方法；术前知情同意过程宜采用集中宣教的形式，既可提高临床效率，又可以促进病人的群体共鸣，促进病人间互相学习和交流，可起到预防焦虑的作用；术后由医务人员和康复师、护工共同指导功能锻炼，并在病房多次循环播放康复指导视频，带领病人采用做操的方式进行康复锻炼；出院时发放康复训练视频光盘，并告知初次复查时间。膝关节常规安排在术后 1 个月进行第 1 次复查，此时对康复未达到预期效果的病人仍有机会进行有效的干预。

三、阻碍快优康复的主诉及处理

UKA 术后，阻碍病人快优康复的三大主要不适主诉是：疼痛、恶心呕吐、眩晕和虚弱感。

镇痛是影响病人康复速度的最重要的因素，术后疼痛会明显减缓病人康复速度。如上所述，有效的围术期多模式镇痛，是促进病人快速康复的重要措施（详见上文中疼痛管理部分）。

PONV 是阻碍病人康复的另一大危险因素。关节置换术后 PONV 发生率可高达 59%。PONV 发生的危险因素之一是静脉 PCA。全麻比椎管内麻醉更容易 PONV。另外，麻醉时间越长，越容易引起 PONV；术中麻醉药物的选择也会影响 PONV 的发生率，如地氟烷的使用可能会增加 PONV 风险。

PONV 的预防主要在于麻醉方式的选择和其安全性的控制。有研究证明，术中应用地塞米松或甲泼尼龙可降低 PONV 的风险。其次，术后常规预防性应用相应药物可降低 PONV 的风险。止吐药物有多种选择，研究发现雷莫司琼的预防效果优于昂丹司琼。

眩晕和虚弱感是另一个常见的阻碍病人术后快速康复的主诉。有研究表明，除了疼痛之外，眩晕和全身虚弱感是另一个导致病人在接受快速康复计划后 24~48 小时仍不能按时出院的原因。贫血、低血容量、水电解质紊乱等是 UKA 术后眩晕及虚弱感的主要原因。因术前禁饮食、手术中失血等原因，加之部分老年病人术后恢复慢，不能及时恢复正常饮食，病人在 UKA 术后可出现水电解质不平衡、贫血、低血容量等体内环境改变，从而出现头晕目眩、浑身乏力等不适。术后需常规监测生命体征，注意观察病人饮食恢复状况及尿量，并监测血色素，若出现严重异常，需及时纠正。

四、围术期流程管理及效率

"时间就是金钱"。随着社会的不断进步，平均寿命的不断延长，许多病人在手术阶段仍有正常工作，术后需尽快恢复工作能力。病人家属在病人手术期间，必须参与多项医疗活动，且依照国人"互敬互爱、尊老爱幼"的传统，家属在病人住院期间需花费大量时间陪同和探望。随着手术数量的增加，医疗机构迫于床位资源和手术室资源的压力，也希望病人尽快康复出院。医疗管理机构及保险支付方，为了节约社会医疗资源，同样希望提高病人康复的效率。由此看来，提高病人康复效率是多方面的需求。

作者所在机构每年人工髋膝关节置换和翻修的手术量已攀升至约 4000 例，在如何提高效率方面也总结出一些经验。临床效率除了与手术技术和病人个体差异有关之外，还与医疗团队人员配置、日常工作流程、手术间配套设施、康复指导条件和并发症有无及程度等围术期因素有关。医疗团队人员固定（包括秘书、助手、麻醉医生、手术室护士等）有利于减少流程差错，节约沟通成本，有利于提高效率。设置相应的秘书岗位，负责所有病人的术前基本信息登记和联络、安排术前全身状况评估等工作，可有效节约手术医生的时间成本，并有利于病人及时方便地反馈术前评估情况。不断研究和改进病人从就诊至出院的全部流程，避免重复和不必要的等待，并给病人发放相应的流程指导手册，可提高每位病人的效率。手术室内设置预麻间，UKA 所需的腰麻和神经阻滞麻醉，均可在预麻间内完成；另外，设置麻醉恢复室（postanesthesia care unit，PACU），病人术毕即刻返回 PACU 观察。预麻间和 PACU 的使用可有效提高手术间的使用效率。配备相应的康复指导人员、场所和设备，对于康复困难的病人，及时请康复医学干预，可提高病房的使用效率。另外，通过完善的围术期管理方案，降低术后并发症的发生，提高病人满意度，本身也是提高效率的关键措施。

五、小结

围术期管理，应围绕"提高疗效和安全性、改善病人体验、提高临床效率"这三个目标进行，应用快优康复理念。改善疗效和安全性的重要节点包括：麻醉、胃肠道管理、疼痛管理、功能锻炼、VTE 预防和血液管理以及病人宣教。而阻碍快优康复和影响病人体验的三大首要原因是：疼痛、PONV、眩晕和虚弱感，积极预防和治疗这三种不适，是改善病人满意度的关键。通过围术期节点控制，改善疗效并降低并发症，同时通过优化围术期管理流程，是提高临床效率的关键。

（杨德金 周一新 郭盛杰）

参考文献

［1］Crumley Aybar BL，et al. Peripheral Nerve Blocks Causing Increased Risk for Fall and Difficulty in Ambulation for the Hip and Knee Joint Replacement Patient. J Perianesth Nurs，2016，31（6）：504-519.

［2］Gondusky JS，et al. Day of surgery discharge after unicompartmental knee arthroplasty：an effective perioperative pathway. J Arthroplasty，2014，29（3）：516-519.

［3］Carter A，et al. Hip arthroplasty fatality related to dabigatran induced gastrointestinal haemorrhage. Ann R Coll Surg Engl，2014，96（1）：115E-117E.

［4］Sansonnens J，et al. Higher occurrence of nausea and vomiting after total hip arthroplasty using general versus spinal anesthesia：an observational study. BMC Anesthesiol，2016，16（1）：44.

［5］Banka TR，et al. Preoperative predictors of postoperative opioid usage，pain scores，and referral to a pain management service in total knee arthroplasty. HSS J，2015，11（1）：71-75.

［6］Seangleulur A，et al. The efficacy of local infiltration analgesia in the early postoperative period after total knee arthroplasty：A systematic review and meta-analysis. Eur J Anaesthesiol，2016，33（11）：816-831.

［7］Fan L，et al. Comparison of Local Infiltration Analgesia With Femoral Nerve Block for Total Knee Arthroplasty：A Prospective，Randomized Clinical Trial. J Arthroplasty，2016，31（6）：1361-1365.

［8］Kim SH，et al. Risk assessment of postoperative nausea and vomiting in the intravenous patient-controlled analgesia environment：predictive values of the Apfel's simplified risk score for identification of high-risk patients. Yonsei Med J，2013，54（5）：1273-1281.

第十章
机器人辅助单髁膝关节置换术

全球范围内每年行单髁膝关节置换术（unicompartmental knee arthroplasty，UKA）治疗终末期膝关节炎的病人高达数万例，尽管在假体设计、手术器械和术后康复等方面均有巨大提高，但是仍有大约10%～20%的翻修率。既往大量文献报道了假体位置不良可导致偏心负荷、磨损、不稳、无菌性松动和髌骨关节等问题，而截骨误差则是假体位置不良的重要影响因素。因此，机器人辅助UKA的发展可极大提高术前计划、术中截骨和术后假体位置的精准性。本章节将着重叙述机器人辅助UKA的历史回顾、技术简介、疗效以及未来展望等。

一、历史回顾和技术简介

美国机器人协会对机器人的定义是：一种用于移动各种材料、零件、工具和专用装置的、用可重复编制的程序动作来执行各种任务的多功能操作机。骨科手术机器人应用于临床始于20世纪90年代，由于当时设计上的缺陷，且与传统手术技术比较无明显的疗效优势，同时还存在一些机器人相关手术并发症，因此应用不是很广泛，最终被抛弃。直到最近，由于适应证的扩展以及相关文献报道，越来越多的骨科医生开始关注并学习骨科机器人手术。其中，目前用于UKA的比较成熟的机器人系统是Navio和Mako（均通过了美国FDA的认证）。

机器人手术系统按照操作平台大体上可以分为三类：被动、半自动和自动。被动系统完成手术时必须有医生持续直接的控制操作，自动系统则不需要医生的直接干预，半自动系统（例如Navio和Mako）需要医生干预，但是可以通过触压觉反馈来提高医生的控制力和手术安全性。从理论上讲，这类系统可以通过限制截骨空间的深度来控制截骨量的多少。

根据是否需要影像辅助可分为两类：基于影像辅助的机器人手术系统（例如 Mako）和无需影像辅助的机器人手术系统（例如 Navio）。下面将重点就 Mako 辅助 UKA 手术的操作进一步阐述。

二、Mako 机器人辅助 UKA 手术操作

Mako 机器人辅助 UKA 的基本步骤包括：术前下肢（髋、膝、踝关节）CT 扫描（表 10-0-1），机器人工作站中术前计划和虚拟植入假体，术中注册和手术计划再确认，完成截骨和植入假体。

▶ 表 10-0-1 机器人辅助单髁膝关节置换术前髋、膝、踝关节三维 CT 扫描成像方案

参数	髋	膝	踝
球管电压	100kV	100kV	100kV
球管电流-时间	80mAs	100mAs	45mAs
扫描长度	~50mm	~200mm	~50mm
准值	4mm	1mm	4mm
视野	包含股骨头	包含股骨和胫骨之间关节线上下 100mm	包含距骨和胫骨末端

做术前计划时，需要将下肢三维 CT 扫描资料导入机器人工作站，利用其携带的软件术前可进行冠状面、矢状面和旋转的对线。首先，需要识别定位出一些解剖标志并确定机械轴和解剖轴，然后进行虚拟假体植入并确定假体型号，术中还可以根据图像和数据反馈对假体型号以及位置和方向进行调整，以最终确认手术计划（图 10-0-1）。

手术入路与传统 UKA 入路基本一致，切口长度可稍短 1~2cm。手术过程中，首先需要将机器人导航模块和机械臂放置在适合操作的位置，然后分别在胫骨和股骨上安装参考架，一步步完成股骨和胫骨的骨性标志的注册和定位，此时术前 3D 模型与膝关节真实解剖结构融合。此时可根据软组织平衡张力图对假体位置进行调整，并最终确认假体的位置和术中计划（图 10-0-2）。

完成上述步骤以后，医生可以在准确的 3D 实时导航监测下进行股骨和胫骨的骨床打磨。打磨结束后，清理周围残余骨赘和软组织，安装试模，用探针检查其植入位置是否合适，取出试模植入假体，完成假体和衬垫安装后还可以进行运动力学分析，以初步判断病人术后的下肢力线和屈伸活动范围等（图 10-0-3）。

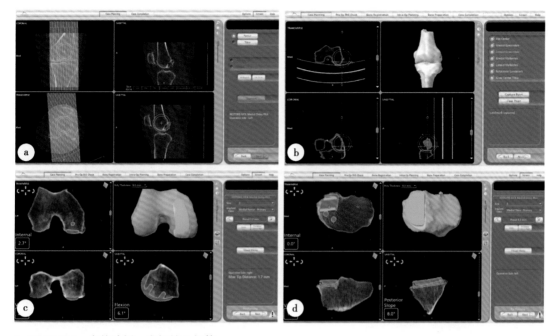

▶ 图 10-0-1 术前计划、虚拟植入假体

a. 导入 CT 数据并进行分层重建；b. 识别定位解剖标志并确定机械轴和解剖轴；c. 模拟股骨假体位置（内/外翻、内/外旋、屈/伸角）；d. 模拟胫骨假体位置（内/外翻、内/外旋、前/后倾角）

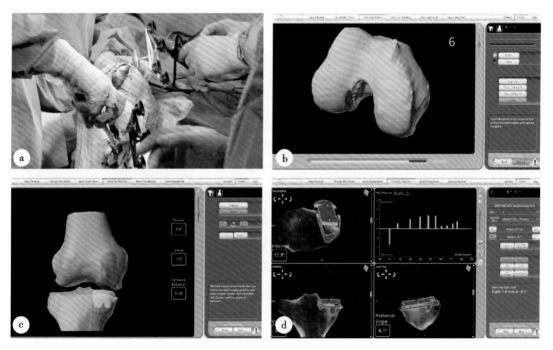

▶ 图 10-0-2 注册和术中计划

a. 安装股骨和胫骨参考架（需重点关注参考架的位置和方向）；b. 股骨注册；c. 采集膝关节不同屈伸角度数据，模拟得到软组织平衡张力图；d. 根据软组织张力图，进一步调整并最终确认假体位置和术中计划

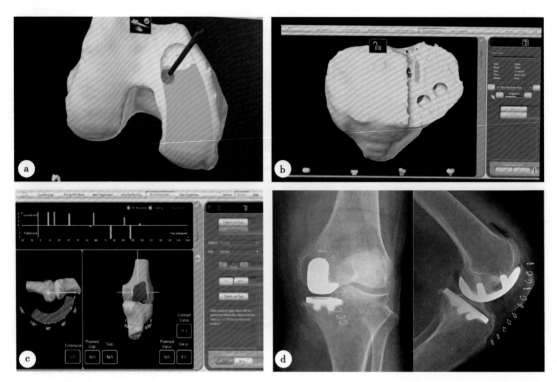

▶ 图 10-0-3 骨床打磨以及假体植入

a. 股骨骨床的打磨；b. 胫骨骨床打磨完成后的 3D 实时图；c. 假体植入后运动力学分析；d. Mako 机器人辅助 UKA 术后正侧位 X 线片

三、疗效优势

既往大量研究报道 UKA 早期失败与假体位置植入技术误差有关，致使下肢力线偏差矫正过度或不足，UKA 术后力线偏差可能引起假体松动、过度磨损以及对侧间室病变加快进展。此外，胫骨假体后倾角过大可引起骨质应力增大、前交叉韧带撕裂和胫骨假体松动。这些都促进了机器人辅助 UKA 技术的发展。

早期机器人辅助 UKA 的证据均来源于体外试验，其结果显示胫骨和股骨假体的位置误差率降低。Citak 等在一项尸体研究中对比机器人（$n=6$）和传统技术（$n=6$）假体安放的准确性，他们发现股骨（均方根误差：1.9mm 和 3.7° $vs.$ 5.4mm 和 10.2°）和胫骨（均方根误差：1.4mm 和 5° $vs.$ 5.7mm 和 19.2°）假体位置准确性均有显著提高，而且这两种技术之间差异性如此之大，是不能忽略的。

最近，Lonner 等在一项三级临床研究中对比了机器人辅助（$n=31$）和传统手工（$n=27$）UKA 的疗效，结果显示传统技术的胫骨后倾角变异性较高（3.1° $vs.$ 1.9°；$P=0.02$），此外，胫骨假体在冠状面上对线的平均误差也较大

（2.7°±2.1°*vs.* 0.2°±1.8°；*P*<0.0001）。Pearle 等在一项四级临床试验中评估了 10 例机器人辅助 UKA 的疗效，他们发现所有病例（100%）的术前计划与术中胫骨、股骨冠状面对线的误差均在 1°以内，而且术前设计与术后下肢全长测量的力线均方根误差为 0.24°（范围：0~0.5°）。另外一篇文献报道 50 例第一代 Mako 辅助 UKA 的术前计划和术后片上测量结果的对比分析，发现胫骨和股骨假体位置误差均小于 1.5mm 和 3°。

还有一些作者研究了是否假体位置对线的提高能转变为临床功能疗效，Cobb 等在一项随机对照试验中评估了 28 例机器人和传统 UKA 的术后疗效，结果显示所有（100%）机器人辅助 UKA 病人术后对线偏差均在 2°以内，而仅有 40%的传统手术能达到上述标准。此外，他们还发现机器人辅助 UKA 组术后 KSS 评分较高（65.2±18 *vs.* 32.5±28）。

与传统 UKA 比较，机器人辅助 UKA 可在微创切口下完成所有操作，而且提高手术精准度。大量研究报道机器人辅助 UKA 极大地降低了假体位置的变异性和误差（表 10-0-2），事实是无论该系统是否需要术前三维 CT 扫描或是不需要影像学支持，其精准度都是可观的。此外，Plate 等证实了机器人辅助 UKA 系统可以帮助医生精确地重复软组织平衡的计划，因此可以改善假体和下肢对线，他们还报道了最终的韧带平衡与术前计划相比可以精确到 0.53mm，大约 83%的病例可在屈伸活动中保证 1mm 以内的平衡误差。

▶ 表 10-0-2　假体位置误差——机器人手术 vs 传统手术

均方根误差	Mako	Navio	传统手术
屈曲/伸直（°）	2.1	1.8	6.0
内翻/外翻（°）	2.1	2.5	4.1
内旋/外旋（°）	3.0	1.7	6.3
近端/远端（mm）	1.0	1.3	2.8
前侧/后侧（mm）	1.6	1.3	2.4
内侧/外侧（mm）	1.0	1.0	1.6

评估一项新颖高级的手术技术时，必不可少的需要考虑其手术时间和学习曲线是否有增长，Karia 等发现经验丰富的骨科医生在人造假骨上进行机器人辅助 UKA 时，其联合旋转和平移误差均比传统手术低。在学习过程中，虽然传统手术的手术时间要短，但是也存在着一些位置的不准确。从另一个角度来考虑，不论其学习经验如何，机器人辅助 UKA 可以使医生放置 UKA 假体时达到精准的位置。另外一个由 Coon 等报道的研究称，与传统手术相比，Mako 系统

辅助 UKA 有较短的学习曲线和较高准确度。一项前瞻性多中心观察研究评估了 11 名骨科医生用 Navio 系统在尸体和假骨上训练一段时间后完成他们最初的临床病例手术时间，学习曲线显示仅需要 8 台手术即完成 95% 的学习并维持在一个稳定的手术时间。而且根据本中心前期的研究资料表明，在学习曲线期间 MAKO 辅助 UKA 术后假体植入误差值也远远低于传统 UKA 手术组，并发症发生率无明显差异。

四、潜在缺点

机器人辅助 UKA 有许多缺点，选择该项技术时必须权衡其潜在的优势，与传统 UKA 相似的并发症包括：假体松动、聚乙烯磨损、对侧间室关节炎进展、感染、僵硬、不稳和血栓栓塞等，除此之外，限制机器人技术扩展最主要一大障碍是费用的增加。这些机器人系统的购置和维护费用十分昂贵，而且还需要额外配备高级的 CT 机，投资回报率也是一大挑战。Moschetti 等对 Mako 系统进行 Markov 分析发现，假如系统成本是 136.2 万美元，那么在费用高于传统手术的同时因其带来较好的疗效还能创造一定的价值。然而，他们对 Mako 系统进行分析估计平均每例机器人辅助 UKA 的费用大约为 19 219 美元（传统 UKA 为 16 476 美元），且与 47 180 美元/质量调整生命年的费用相关。他们的研究还进一步发现成本效益比与病例数量相关，超过 94 例/年则费用较低。也就是说，费用（价值）很大程度上取决于投资成本、年度服务费以及避免不必要的术前 CT 扫描。

另一个缺点是特殊的机器人相关手术风险，最显著的是术中固定参考架的骨针以及接收光学信号的参考点骨钉，额外增加了皮质骨的应力集中，有一定的骨折风险，此外在干骺端置入骨钉时上述问题更加明显。也有文献报道在进行截骨时有一定的软组织（侧副韧带和切口皮肤）损伤风险。

再者，术前进行的三维 CT 扫描增加了病人的放射风险。最近 Ponzio 和 Lonner 报道一次机器人辅助 UKA 术前 CT 扫描（Mako 成像方案）的平均放射有效剂量是 4.8mSv，相当于 48 次胸片透视的放射剂量。而且该研究中有至少 25% 的病人还进行其他类型的扫描，其中一些病人的放射总剂量高达 103mSv。这些风险不能忽略，因此 10mSv 则可能增加一次患致命性癌症的可能性，而且相关文献报道在美国每年大约有 29000 例额外的癌症与 CT 扫描有关。然而，这些增加的放射风险也不完全都存在于机器人辅助 UKA 系统中，例如 Navio 则不需要术前下肢 CT 扫描。

五、未来展望

当前骨科领域手术机器人的设计理念的重点是影像学结果的精准性，早期的一些研究结果证实能降低翻修率并提高功能疗效，未来革新将可能继续改进术前计划、机器装备以及术中工作流程，这些革新可能在某种程度上简化手术过程并缩短学习曲线。关键的领域包括术前分析、术中感应器和机器控制仪器。当前典型的术前计划需要术前放射学检查（CT 或 X 线片），通过注册解剖标志转为机器人注册空间并定义界限和手术计划，下一步的重点是无需影像学检查，以关节的运动学资料为重，术前计划将融合解剖与运动学的框架。此外，未来假体的设计也可能出现变化，一些公司已经在研发只有机器人辅助才能植入的 UKA 假体。

六、结语

过去 10 多年医学技术的迅速发展导致骨科领域机器人手术技术的发展与革新，尤其是机器人辅助 UKA。精确的假体位置、量化的软组织平衡以及完美的影像学对线都得到了极大改善，而且可重复率极高。但是目前尚无机器人辅助 UKA 术后长期临床随访的研究报道，未来还需要进一步评估假体对线和平衡的改善是否能影响临床功能和/或假体生存率。

（陈继营　付 君　李 想）

参考文献

[1] Lang JE, Mannava S, Floyd AJ, et al. Robotic systems in orthopaedic surgery. J Bone Joint Surg Br, 2011, 93 (10): 1296.

[2] Davey SM, Craven MP, Meenan BJ, et al. Surgeon opinion on new technologies in orthopaedic surgery. J Med Eng Technol, 2011, 35 (3-4): 139.

[3] Roche M. Robotic-assisted unicompartmental knee arthroplasty: the MAKO experience. Clin Sports Med, 2014, 33 (1): 123.

[4] Citak M, Suero EM, Dunbar NJ, et al. Unicompartmental knee arthroplasty: is robotic technology more accurate than conventional technique? Knee, 2013, 20 (4): 268.

[5] Lonner JH, John TK, Conditt MA. Robotic arm-assisted UKA improves tibial component alignment: a pilot study. Clin Orthop Relat Res, 2010, 468 (1): 141.

[6] Dunbar NJ, Roche MW, Park BH, et al. Accuracy of dynamic tactile-guided unicompartmental knee arthroplasty. J Arthroplasty, 2012, 27 (5): 803.

［7］Coon TM. Integrating robotic technology into the operating room. Am J Orthop, 2009, 38 (2 Suppl): 7-9.

［8］Moschetti WE, Konopka JF, Rubash HE, et al. Can robot-assisted unicompartmental knee arthroplasty be cost-effective? A Markov decision analysis. J Arthroplasty, 2016, 31 (4): 759-765.

［9］Ponzio DY, Lonner JH. Preoperative mapping in unicompartmental knee arthroplasty using computed tomography scans is associated with radiation exposure and carries high cost. J Arthroplasty, 2015, 30 (6): 964-967.

［10］Costello JE, Cecava ND, Tucker JE, et al. CT radiation dose: current controversies and dose reduction strategies. AJR Am J Roentgenol, 2013, 201 (6): 1283-1290.

55检